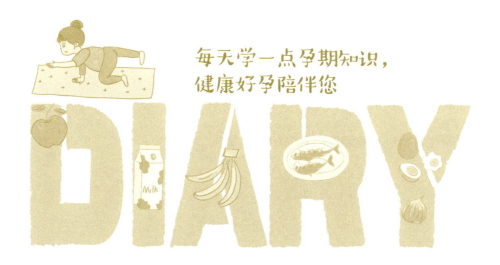

每天学一点孕期知识，
健康好孕陪伴您

我的怀孕书
一日一记

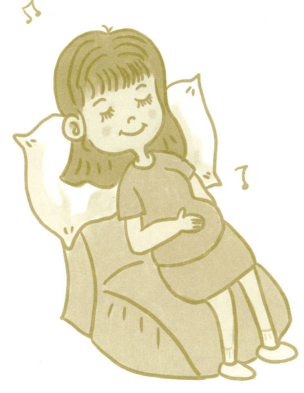

主 编　应 豪　段 霞
副主编　李 红　饶 琳
顾春怡

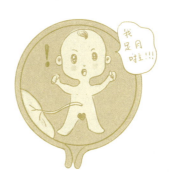

人民卫生出版社
·北 京·

图书在版编目（CIP）数据

我的怀孕书 ：一日一记 / 应豪，段霞主编.
北京 ：人民卫生出版社，2025. 3（2025. 5重印）.
ISBN 978-7-117-36877-3

Ⅰ. R715. 3

中国国家版本馆 CIP 数据核字第 2024WR1407 号

我的怀孕书：一日一记
Wo de Huaiyunshu: Yiri Yiji

主　　编　应 豪 段 霞
策划编辑　周 宁 王小南　责任编辑 周 宁　书籍设计 尹 岩
出版发行　人民卫生出版社（中继线 010-59780011）
地　　址　北京市朝阳区潘家园南里 19 号
邮　　编　100021
E － mail　pmph @ pmph.com
购书热线　010-59787592　010-59787584　010-65264830
印　　刷　北京瑞禾彩色印刷有限公司
经　　销　新华书店
开　　本　787×1092　1/16　　印张：22.5
字　　数　491 千字
版　　次　2025 年 3 月第 1 版
印　　次　2025 年 5 月第 2 次印刷
标准书号　ISBN 978-7-117-36877-3
定　　价　128.00 元

打击盗版举报电话　010-59787491　　E － mail　WQ @ pmph.com
质量问题联系电话　010-59787234　　E － mail　zhiliang @ pmph.com
数字融合服务电话　4001118166　　　E－ mail　zengzhi @ pmph.com

编者 （按姓氏笔画排序）

王晓娇（复旦大学附属妇产科医院）

吕　醒（上海交通大学医学院附属国际和平妇幼保健院）

许瑞蓉（上海交通大学医学院附属国际和平妇幼保健院）

花　卉（同济大学附属妇产科医院）

李　红（上海交通大学医学院附属国际和平妇幼保健院）

应　豪（同济大学附属妇产科医院）

闵　辉（复旦大学附属妇产科医院）

张如娜（同济大学附属妇产科医院）

段　霞（同济大学附属妇产科医院）

饶　琳（上海交通大学医学院附属国际和平妇幼保健院）

顾春怡（复旦大学附属妇产科医院）

唐慧婷（同济大学附属妇产科医院）

蔡季煜（同济大学附属妇产科医院）

编写秘书

张如娜

插画

唐慧婷　花　卉　王清晨

前言

　　怀孕对每位女性来说都有独特的意义，孕期是每位母亲一生中欣喜和奇妙的时光，在这奇妙的 280 天里，身体和心情都会经历各种前所未有的变化。为了应对怀孕所带来的身心改变和迎接新生命的到来，准爸爸妈妈需要学习各种孕产相关知识。

　　《我的怀孕书：一日一记》由来自全国的著名妇产科医院的专家编写，参与编写的专家有着扎实的专业知识和丰富的临床经验。这是一本比孕期 APP 更专业、更权威、更全面的孕产指导书。此书以周为纲，以妊娠 40 周为线，每周设定一个主题，逐步讲述孕妈妈及胎儿的变化状况、需要注意的各种问题和相关知识，包括孕前检查、孕妇美妆、孕期检查、孕期营养、疾病防治、胎教以及分娩准备……小到穿衣穿鞋，大到产检分娩，涵盖孕期生活的方方面面，紧跟孕期生活每一时刻，为每一位孕妈妈提供中立、客观、科学、贴心的支持，全方位呵护孕妈妈和宝宝的健康。

　　本书编排合理，内容丰富实用，语言生动有趣、通俗易懂，并配有大量精美手绘插图，每一章节后面留有空白，供准爸爸妈妈记录当下的心情和孕妈妈的身体状况。本书既是一本怀孕指导书，又是一本记录册，陪伴准爸爸妈妈共同度过安心、愉快、健康的孕期，同时留下美好的回忆。

　　最后，在本书编写、审定过程中，全体编者精诚合作，不辞辛苦，对内容进行反复斟酌与修改。在此，对多位妇产科专家参与本书的审阅、整理及校对等工作深表感谢和敬意！

全体编者

2023.01

目录

第一周　**想怀孕，要做哪些准备**

01　孕前检查，我来啦　002

02　老公，一起来孕前检查吧　003

03　需要补叶酸、DHA、钙吗　004

04　孕前需要进行口腔检查吗　005

05　我可爱的宠物，你们怎么办　006

06　备孕时可以打疫苗吗　007

07　备孕期间，夫妻需要共同努力　008

第二周　**如何备孕**

01　备孕期间吃什么更容易受孕　011

02　停止避孕后，能马上怀孕吗　012

03　影像学检查对备孕、怀孕有危害吗　013

04　排卵期，怎么算　014

05　月经不规律，怎么推测排卵期　015

06　生男，生女，都一样　017

07　如何提高受孕成功率　018

第三周　**怀孕啦**

01　哪些信号说明我怀孕了　020

02 怀孕了！接下来该做什么　021

03 我上次怀孕自然流产了，这次需要注意什么　022

04 hCG 代表了什么　023

05 刚吃过感冒药，宝宝还能要吗　024

06 我的"花花草草"还能养吗　026

07 总是感觉很累、很疲倦怎么办　027

第四周　怀孕期间管理形象

01 宝宝已经 4 周大啦　029

02 怀孕真的会变丑吗　030

03 孕期可以用护肤品吗　031

04 孕期可以化妆吗　032

05 为什么会长妊娠纹，可以预防吗　033

06 隐形眼镜还能戴吗　034

07 怀孕上班，如何搭配孕妇装　035

第五周　孕早期见红、孕吐怎么办?

01 宝宝 5 周啦　038

02 出现了血性分泌物，该怎么办　039

03 孕期洗澡有何讲究　040

04 孕期可以泡脚吗　041

05 什么是孕吐　042

06 如何能缓解孕吐　043

07 孕吐严重，出现什么情况需要就医　044

第六周　如何安排工作

01 宝宝 6 周啦　046

02 生孩子的费用和产假安排　047

03 我的工作环境安全吗　048

04 上班久坐不动，会容易得血栓吗 049

05 怀孕了，单位可以辞退我吗 050

06 怀孕能坐飞机吗 051

07 作息不规律，对宝宝有影响吗 052

第七周 **B 超里见到宝宝啦**

01 宝宝 7 周大啦 054

02 B 超看到 2 个孕囊，是双胎吗 055

03 医生说双胎有血栓风险，怎么办 056

04 双胎孕妈可以做运动吗 057

05 怀了双胞胎，我是不是需要多吃点 058

06 怀双胞胎的妈妈和宝宝会不会更容易出现并发症 059

07 B 超能检查出所有的胎儿畸形吗 060

第八周 **孕期检查项目**

01 宝宝成为胎儿了 062

02 妊娠期甲状腺疾病的筛查 063

03 孕期肝肾功能检查有什么意义 064

04 为什么要查凝血功能 065

05 TORCH 筛查的重要性 066

06 孕期尿常规检查——小检查，大作用 067

07 不可忽视的妇科检查 068

第九周 **口腔护理**

01 胎儿发育：初具人形 070

02 我有蛀牙怎么办 071

03 口腔怎么护理呢 072

04 牙疼得受不了，能拔牙吗 073

05 要不要买漱口水及如何正确使用 074

06 孕期牙齿爱出血、会松动怎么办　　075

07 口腔溃疡了怎么办　　076

第十周　孕期休闲时光

01 胎儿发育：真正的胎宝宝　　078

02 宝宝喜欢什么样的音乐呢　　079

03 睡不着，睡不好，夜里多梦怎么办　　080

04 有静脉曲张，要穿弹力袜吗　　081

05 茶和咖啡还能继续喝吗　　082

06 动手做点小甜品，让小日子更加甜蜜　　083

07 拍视频，写手账，记录孕期生活　　084

第十一周　我爱运动

01 胎儿发育：把握发育关键期　　086

02 职场工作，怎样能体面地见客户呢　　087

03 多走多动，避免血栓，我该如何做呢　　089

04 坚持做瑜伽，我要美美的　　090

05 我曾经流产过，这次怀孕还能运动吗　　092

06 晒太阳，又要防晒，怎样才能"两全其美"　　093

07 运动的时候要注意什么，运动后身体不适该怎么办　　095

第十二周　孕期筛查

01 胎儿发育：像个小大人儿　　098

02 产前筛查查什么　　099

03 早唐、中唐、无创产前筛查，我选哪一个　　100

04 无创产前筛查可以替代羊膜腔穿刺吗　　101

05 怎么看各种筛查报告　　102

06 大排畸是什么　　103

07 检查报告没有异常，是不是就代表胎儿完全健康呢　　104

第十三周　孕期防感染

01 胎儿发育：可以聆听声音了　106

02 产检，为什么总要验小便呢　107

03 怎么预防尿路感染　108

04 被蚊子咬了，可以用花露水吗　109

05 遇到雾霾天，我能出去吗　110

06 孕中期能不能有夫妻生活　111

07 我要吹空调　112

第十四周　孕期抗感染

01 胎儿发育：开始活动了　114

02 白带发黄怎么办，分泌物多需要治疗吗　115

03 我感冒了，如何增强免疫力　116

04 孕期可以接触洗洁精、消毒水、去污剂吗　117

05 发热了怎么办　118

06 孕期还能打疫苗吗　119

07 孕期能服用抗菌药物吗　120

第十五周　乳房护理

01 胎儿发育：听到妈妈的心跳　122

02 感觉乳房有点疼　123

03 感觉乳房有硬块，会不会有问题呢　124

04 孕期乳房的日常护理　125

05 乳头扁平、凹陷怎么办　126

06 我要准备哪些产后乳房护理的物品呢　127

07 孕期乳房按摩有利产后乳汁充足，是真的吗　128

第十六周　　孕期营养

01 胎儿发育：可以分出男女啦　　130

02 我要如何补碘　　131

03 我要如何补铁　　132

04 每天都吃钙片，为什么腿还是会抽筋　　133

05 我要如何补充蛋白质　　134

06 我要如何控糖　　135

07 有特殊饮食习惯的孕妈妈如何合理搭配膳食　　136

第十七周　　孕期营养

01 胎儿发育：开始胎动了　　138

02 多吃坚果、芝麻，真的对宝宝有用吗　　139

03 太饿了，我想吃零食，怎么办　　140

04 要控盐！应该怎么吃呢　　141

05 补钙会不会让宝宝的脑袋变硬呀　　142

06 补充 DHA 会让宝宝更聪明吗　　143

07 我最近胖了，这体重算是在正常范围吗　　144

第十八周　　孕期护腰

01 胎儿发育：进入活跃期　　146

02 坐久了，腰背疼痛，怎么办　　147

03 孕妇托腹带是什么？有用吗　　148

04 要睡硬板床吗　　149

05 怎么缓解腰背酸痛　　150

06 怎么选择孕期的贴身衣物　　151

07 可以使用按摩仪、筋膜枪吗　　152

第十九周 　**记录宝宝**

01 胎儿发育：胃肠开始工作 　154

02 宝宝有胎动啦，什么时候开始做胎心监护 　155

03 动得多的孩子活跃，动得少的孩子安静，是这样吗 　156

04 宝宝为什么晚上动得多呢 　157

05 有时感觉肚子发硬，需要去医院检查吗 　158

06 胎儿有时不停地动，有时又没什么反应，这正常吗 　159

07 胎儿健康的表现有哪些 　160

第二十周 　**胎教**

01 胎儿发育：认识妈妈的声音 　162

02 宝宝，你能听到我的声音吗 　163

03 怎么做胎教更好呢 　164

04 爸爸的声音是最好的胎教，是真的吗 　165

05 宝宝，听个摇滚可好 　166

06 宝宝，你想听什么故事 　167

07 孕期冥想，如何做好高质量的胎教 　168

第二十一周 　**孕期痔疮**

01 胎儿发育：味蕾形成 　170

02 我痔疮了，怎么办 　171

03 提肛操，怎么做 　172

04 宝宝越来越大，发生耻骨联合分离如何应对 　173

05 要不要买收腹带 　174

06 什么情况下的痔疮需要及时就医呢 　175

07 孕期长痔疮会影响顺产吗 　176

第二十二周 预防妊娠高血压

01 胎儿发育：大脑快速成长 178

02 家里长辈有高血压，我也会有吗 179

03 医生说我是妊娠高血压高危人群，每次产检都会紧张 180

04 怎么会被打上"妊娠高血压"的标签呢 181

05 血压有点高，会影响宝宝吗 182

06 出现哪些情况需要及时就医呢 183

07 妊娠高血压真的会引起早产吗 184

第二十三周 孕期肠胃问题

01 胎儿继续发育 186

02 有时候感觉胃胀，有东西顶着，正常吗 187

03 便秘了，怎么办 188

04 嘴巴没味道，我想吃零食 189

05 肚子痛，怎么办 190

06 怀孕前有子宫肌瘤，要不要手术呢 191

07 孕期肠胃炎犯了怎么办 192

第二十四周 妊娠糖尿病

01 胎儿发育：已经有模有样啦 194

02 为什么要查 OGTT 呢 195

03 今天做 OGTT 啦，祝我过关 196

04 我的血糖怎么会高了呢，我要怎么办 197

05 我要怎么自己测血糖呢，有什么需要注意的 199

06 要打胰岛素吗 200

07 妊娠糖尿病对胎儿有哪些危害 201

第二十五周 **应对妊娠糖尿病**

01 胎儿发育：品尝羊水　203

02 我是妊娠期高血糖的高危人群吗　204

03 开始控糖计划："五驾马车"　205

04 我的控糖饮食要求来了　206

05 我的控糖运动做起来　207

06 水果好处多，但吃法有讲究　208

07 在家如何自我监测血糖　209

第二十六周 **孕期心理健康**

01 胎儿发育：握紧拳头　211

02 孕妈妈的不良情绪会影响胎儿发育吗　212

03 工作压力有点大，我要如何让自己放松呢　213

04 老公五星好评之一：抓准时机，做"调解"　214

05 老公五星好评之二：把握机会，"献殷勤"　215

06 老公五星好评之三：加班出差，也"陪聊"　216

07 我的心理水平健康吗　217

第二十七周 **27 周的变化**

01 胎儿发育：宝宝 27 周了　220

02 肚子有声音，是宝宝打嗝吗　221

03 孕期为什么会泌乳　222

04 27 周，血凝有点高，要紧吗　223

05 感觉腿肿得厉害了，怎么办　224

06 27 周，孕期体重已经长了 5kg，正常吗　225

07 双胎孕妈妈需要准备的特别出行用具　226

第二十八周 预防早产

01 胎儿发育：宝宝开始做梦咯 228
02 我会不会早产 229
03 分辨真假宫缩 230
04 如何缓解假性宫缩 231
05 孕妇真的会"动胎气"吗 232
06 到哪里都要小心翼翼 233
07 孕晚期可以"爱爱"吗 234

第二十九周 胎位不正

01 胎儿发育：活动范围变小 236
02 双胎妈妈可以顺产吗 237
03 如果胎位不正，怎么办 238
04 孕晚期的常用姿势，我做对了吗 239
05 哪些情况可能会考虑剖宫产呢 240
06 外倒转术纠正胎位后，要注意些什么呢 241
07 孕期需要使用孕妇枕吗 242

第三十周 胎儿发育

01 胎儿发育：宝宝玩"倒立" 244
02 羊水多少是不正常的呢 245
03 孕晚期产检为什么几乎每次都要做 B 超呢 246
04 宝宝会在肚子里玩自己的脐带吗 247
05 皮肤瘙痒要紧吗 248
06 孕晚期容易出现尿频，怎么办 249
07 要去医院做胎心监护了，有什么要准备的吗 250

第三十一周　孕晚期疼痛

01　胎儿发育：眼睛变化明显　252

02　坐骨神经痛、脊柱痛怎么办　253

03　感觉胸闷，怎么办　254

04　感觉胃被顶着，难受　255

05　腿疼怎么办　256

06　学习呼吸法缓解心慌气短　257

07　孕晚期耻骨痛正常吗，如何缓解　258

第三十二周　多梦怎么办

01　胎儿发育：喜欢转头　260

02　孕晚期，我有了一种新的睡眠状态　261

03　感觉睡不醒，要如何补觉呢　262

04　哪些方法可以改善睡眠　263

05　孕期多梦，对宝宝有何影响　264

06　做胎心监护时，宝宝睡着了怎么办　265

07　宝宝动个不停，什么情况　266

第三十三周　分娩准备

01　胎儿发育：皮肤变成可爱的粉红色　268

02　我适合顺产吗？测量骨盆，看看能否自然分娩　269

03　临产的信号　270

04　我要如何准备待产包　271

05　哪些电话一定要存在手机里　274

06　我要如何安排产假呢　275

07　需要做好哪些心理准备　276

第三十四周 家里要做哪些准备呢

01 胎头发育：头朝下 278

02 快生了，孕妈妈还要学习哪些技能呢 279

03 一起讨论如何坐月子吧 281

04 一起考虑宝宝的名字吧 282

05 一起学习去医院时的流程吧 283

06 如何办理出生医学证明 284

07 现在可以为宝宝准备哪些物品呢 285

第三十五周 胎盘

01 胎儿发育 287

02 双胎，应该是有 2 个胎盘吧 288

03 不同位置的胎盘会有怎样的影响 289

04 胎盘的成熟度对宝宝有影响吗 290

05 双胎会有哪些胎盘问题呢 291

06 胎盘发生问题，医生会如何处理呢 292

07 胎盘前置怎么办 293

第三十六周 如何选择分娩方式

01 胎儿发育：随时待命，准备出生 295

02 我要怎么选择分娩方式呢 296

03 我可以选择无痛分娩吗 297

04 我可以自由体位分娩吗 298

05 拉玛泽呼吸法要怎么做 299

06 我可以水中分娩吗 300

07 顺产是不是都得剪一刀 301

第三十七周 自然分娩和剖宫产的注意事项

01 胎儿发育：足月啦 303

02 自然分娩怎么样避免"会阴切开"呢 304

03 什么情况下需要剖宫产 305

04 剖宫产就不痛了吗 307

05 剖宫产对我有影响吗 308

06 剖宫产对宝宝有影响吗 309

07 剖宫产后需要注意什么 310

第三十八周 生孩子的时候要注意什么呢

01 胎儿发育：像个新生儿了 312

02 第一产程：什么情况下可以去医院待产呢 313

03 第二产程：陌生的待产室，我该怎么办 314

04 第三产程：我要怎么配合助产士和医生 315

05 要生产了，我该怎么吃饭 316

06 要生产了，我好焦虑，怎么办 317

07 要生产了，我还要准备什么 318

第三十九周 新手妈妈上路啦

01 胎儿发育：胎毛褪去，具备很多种反射能力 320

02 宝宝手脚发冷，有点鼻塞，是不是穿太少，感冒了 321

03 产后疼痛，怎么进行母乳喂养 322

04 宝宝皮肤越变越黄，怎么办 323

05 刚出生，没有奶，怎么办 324

06 乳头被宝宝咬破了，怎么办 325

07 宝宝夜哭不止怎么办 326

第四十周 **如何产后康复**

01 什么时候可以开始喝汤   328

02 坐月子可以吹空调和洗头、洗澡吗   329

03 产后的运动指导   330

04 产后血栓好可怕，该如何预防   331

05 发现漏尿了，怎么办   332

06 感觉骨盆变宽了，可以纠正吗   333

07 280 天，要正式成为妈妈了   334

参考文献   **335**

第一周

想怀孕，
要做哪些准备

孕前检查是优生优育不可或缺的一个环节，可以及时发现不利于孕育的各种身体因素，以便及时治疗，降低孕妇不良妊娠结局和新生儿出生缺陷发生的风险，进而提升生育质量。与一般体检和婚前体检不同，孕前检查主要针对的是生殖系统和与之有关的免疫系统疾病史、遗传病史等。因此，一般体检和婚前检查不能代替孕前检查。

孕前检查，我来啦

女性孕前检查项目（图 1-1）

病史询问 | 孕育史、疾病史、家族史、用药情况等。

体格检查 | 常规检查（身高、体重等）、女性生殖系统检查、口腔检查。

实验室检查 | 血常规、尿常规、白带常规、血型、肝功能、肾功能、甲状腺功能、乙型肝炎血清学五项检测、血清葡萄糖测定。

病毒筛查 | 梅毒螺旋体筛查、风疹病毒 IgG 抗体测定、巨细胞病毒 IgG 和 IgM 抗体测定、弓形体 IgG 和 IgM 抗体测定、人类免疫缺陷病毒检测。

超声检查 | 妇科常规超声检查。

有遗传病家族史的备孕妈妈，还须额外进行染色体检查（图 1-2）。

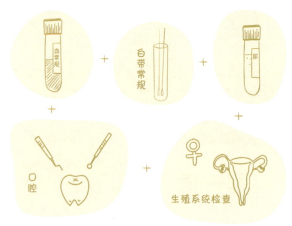

图 1-1　女性孕前检查

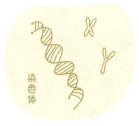

图 1-2　染色体检查

Note

温馨提示 孕前健康检查的重要目的之一是筛选出不适合妊娠的人群，不宜妊娠的女性一旦怀孕，容易在孕期引发严重的合并症，甚至导致孕产妇及胎儿死亡。因此，如有基础疾病或合并其他疾病，应在医生的建议和指导下决定是否可以妊娠。

生活中，部分男性存在错误的观念，认为只有女性需要进行孕前检查，男性没必要进行，甚至对孕前检查存在抵触和羞耻情绪。事实上，一个健康宝宝出生的前提是高质量的精子和卵子的结合，所以男性孕前健康检查也十分重要。

02

老公，
一起来孕前检查吧

男性孕前检查项目（图 1-3）

体格检查｜全身一般情况、男性生殖系统检查。

实验室检查｜血常规、血型、肝功能、肾功能、尿常规。

精液分析｜检查前需禁欲 2 ~ 7 天。

遗传学检查｜不作为常规的孕前检查，有遗传病家族史的男性需要考虑进行相关监测。

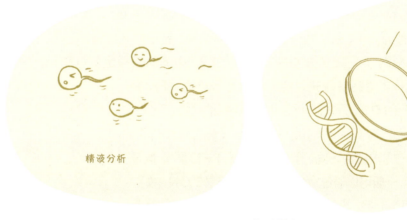

图 1-3　男性孕前检查

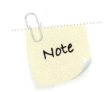

温馨提示 夫妻双方一起进行孕前检查是值得提倡的生育态度及健康观念，一般建议孕前检查在备孕前的 3 ~ 6 个月进行。此外，备孕期间应尽可能避开损害生殖健康的不良因素，如戒掉不良嗜好，以及避免接触有毒有害的化学物质、电离辐射和部分药物。

孕前，您是不是经常会有这些疑问：需要补充叶酸吗？
叶酸要吃到什么时候呢？DHA、钙是不是都该补起来呢？

需要补叶酸、DHA、钙吗

叶酸，是人体细胞正常生长和增殖必不可少的维生素。叶酸能够影响卵泡的质量和成熟，增加优质卵母细胞的数量，孕前3个月开始补充叶酸能够增加受孕的成功率。而妊娠的前3个月是胎儿中枢神经系统发育的关键期，补充叶酸能够有效预防胎儿神经管发育畸形。《中国临床合理补充叶酸多学科专家共识》[1] 指出，备孕和孕早期无高危因素的妇女，建议从可能妊娠或孕前至少3个月开始，增补叶酸0.4mg/d 或0.8mg/d，直至妊娠满3个月，孕中、晚期仍需要继续补充叶酸，建议增补剂量为0.4mg/d。

二十二碳六烯酸（docosahexaenoic acid，DHA）是人体所必需的一种多不饱和脂肪酸，孕期维持适宜的DHA水平，对宝宝的神经、视力、免疫系统和智力发育均有促进作用。联合国粮食及农业组织专家委员会、世界围产医学协会专家委员会及中国营养学会建议[2]，孕妈妈在妊娠期每天DHA的摄入量不少于200mg。可通过每周食用2~3次，每次100~150g深海鱼；用亚麻籽油凉拌蔬菜；或每天一个鸡蛋，加强DHA摄入（图1-4）。若目前的饮食习惯不能满足推荐的DHA摄入量，可以调整膳食结构；若不能调整膳食结构，或调整后仍不能达到推荐摄入量，则需要在医生的指导下通过鱼油补剂来获取足量的DHA。

孕妈妈妊娠期体内的钙是否充足会影响胎儿骨骼的发育。并且，孕期严重缺钙还会增加孕妈妈后半生患骨质疏松的风险。因此，孕期对钙的补充不可或缺。妊娠不同阶段胎儿生长发育的需求不同，所以不同阶段对钙的需求量也不同。孕早期（妊娠1~12周），推荐每天摄入800mg钙，一般可以通过食物获取，如每天喝300ml牛奶，多食虾皮、鸡蛋、豆类制品、乳酪、海带、黑木耳、坚果、绿色蔬菜等富含钙元素的食物（图1-5）。孕中、晚期胎儿生长发育加速，骨骼快速形成，对钙的需求量增加。孕中期（妊娠13~27周）每天需要摄入1 000mg钙。孕晚期（妊娠28~40周）每天需要摄入1 200mg钙，除上述食补外，还需要额外的钙补充剂，以满足胎儿生长发育需求。

图1-4 富含DHA食物：鱼、虾、蟹、贝类

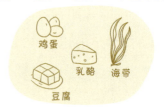

图1-5 含钙丰富的食物

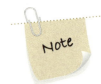

温馨提示

早上是营养吸收的最佳时间段，建议孕妈妈在早饭后30分钟至1小时补充叶酸，同时注意多饮水、多休息。维生素D是钙有效吸收的必要帮手，在补充钙的同时也要加强维生素D的补充。最简单的方式就是每天多晒太阳，但应避免长时间暴晒。腿抽筋、牙松动、体乏力是体内缺钙的"求助信号"，出现这些情况应及时补钙。

孕期激素水平的改变、妊娠反应及不良饮食习惯，都易诱发牙龈出血、龋齿等潜在的口腔疾病，增加孕期发生口腔健康问题的风险（图1-6）。而孕期发生口腔疾病时，用药或 X 射线检查都可能会影响母体和胎儿健康，因此，有必要在孕前进行口腔检查。目前，孕前口腔检查主要包括对牙龈健康状况、智齿生长状况、是否有龋齿、是否有残根和残冠进行的检查。

04

孕前需要进行口腔检查吗

孕前常见口腔疾病的处理

牙周病 | 孕前进行牙周系统治疗；保持良好口腔卫生习惯，早晚刷牙、使用牙线等。

牙体牙髓病 | 孕前进行全面的口腔检查，及时充填修复龋齿，对牙髓坏死、已形成牙髓炎或根尖周炎的牙齿进行彻底的根管治疗，拔除不能保留的残根和残冠。

智齿冠周炎 | 根据智齿的萌出情况，由口腔专科医师评估是否拔除。

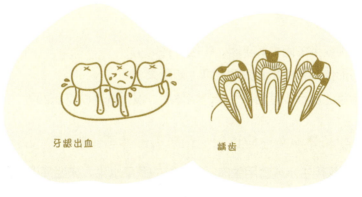

牙龈出血　　　　　龋齿

图 1-6　孕期可能出现的口腔健康问题

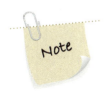

Note

温馨提示 如果孕期口腔出现问题一定要及时就医，孕期第 4 ~ 6 个月是相对安全的治疗时期。因此，孕妈妈出现口腔问题不必焦虑，及时到正规的口腔医院进行治疗即可。

宠物会给生活增添许多乐趣，但它们也可能携带着危害宝宝健康的病原体。比如，一种名叫"弓形体"的寄生虫。

05

我可爱的宠物，你们怎么办

弓形体是一种肉眼看不见的寄生虫，正在备孕或已经怀孕的女性感染弓形体后，自身无症状或仅有轻微症状，但有可能通过胎盘垂直传播给胎儿，导致流产、死胎、早产和胎儿先天畸形等不良妊娠结局。常见的家养宠物中，猫是弓形体唯一的最终宿主，即弓形体只在猫体内产生虫卵（图1-7），其他宠物（如狗）和人都是中间宿主，会通过吃下具有传染性的虫卵而被感染，但是感染后不会在体内产生虫卵。简单来说，只有感染了弓形体的猫能排出弓形体卵囊（随粪便排出），卵囊具有传染性，而狗接触弓形体后不能产生对人具有传染性的卵囊，因此单纯接触狗不会感染弓形体病。

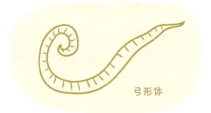

图 1-7　弓形体

孕妇感染弓形体病的途径

食用被感染的生肉或半生肉（如羊肉、牛肉、猪肉）。
饮用或食用被弓形体污染的水或其他食物（如蔬菜）。
接触被弓形体污染的泥土或其他被污染的物体后，没有洗手就吃东西等。

家养宠物的备孕和怀孕女性应该如何预防弓形体感染呢？

注意饮食卫生 | 不饮用生水或食用生肉、未洗过的蔬菜水果、未经高温杀菌的奶制品，处理生熟食的菜板和刀具应分开使用。

注意手卫生 | 吃东西前后、处理生肉后、处理宠物粪便后（建议戴手套）、与宠物嬉戏玩耍后、清洁花草树木和接触土壤后（建议戴手套），请及时洗手。孕妈妈不要亲自换猫砂，不要接触土壤和沙子，必须接触时要戴好手套。

做好宠物防疫 | 定期给宠物做全面的体验，如有身体不适，须马上就医。

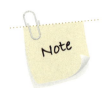

温馨提示
少数人感染弓形体后会出现低热、流涕等症状，多可自愈。
在孕前可进行相关检查，检测是否感染弓形体。
如发现感染了弓形体，应在医生的指导下治疗，直至痊愈后再考虑怀孕。

接种疫苗可以使身体获得特异性免疫力，降低特定疾病的感染风险和严重程度。

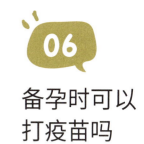

06

备孕时可以打疫苗吗

女性怀孕后感染某些疾病，会给母体和胎儿健康带来风险，在备孕期间或孕期接种疫苗进行预防，可以增强对自身和胎儿的保护力。

疫苗可分为灭活疫苗和减毒活疫苗等，孕期接种灭活疫苗是安全的，而减毒活疫苗有感染胎儿的潜在风险，因此不推荐孕期接种减毒活疫苗。在备孕期间可以接种减毒活疫苗，建议至少在怀孕前 3 个月完成接种。表1-1 是常见的几种疫苗接种建议。

表 1-1　常见疫苗接种建议

疫苗名称	孕妇	备孕女性
麻腮风疫苗（或麻风疫苗）	不建议接种	建议接种，但应在接种疫苗 3 个月后再怀孕
乙肝疫苗	暂不建议接种	建议有感染乙肝病毒风险者接种
流感疫苗	建议接种	建议接种
狂犬病疫苗	被可疑动物咬伤后建议及时接种	
其他灭活疫苗	有感染疾病风险时，可在医生指导下接种	

温馨提示　备孕期间的疫苗接种仍需谨慎，须了解相关的疫苗接种要求，如疫苗种类的选择、接种时间的选择、接种后的注意事项等；如遇特殊情况，须在医生指导下进行接种。

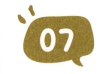

备孕不是妻子一个人的事情，夫妻双方应共同努力，积极改善日常生活习惯，将各自的身体调整到最佳状态，为顺利怀孕打下良好的基础。

07 备孕期间，夫妻需要共同努力

衣 ｜ 衣着宽松舒适，避免穿着过紧或缩水的衣物，选择纯棉内衣裤。在购买衣服时，要选择舒适、透气、柔软的面料，保持身体透气和舒适（图1-8）。

食 ｜ 夫妻双方应规律饮食，保持营养均衡，多食用新鲜、健康的食物。戒烟、戒酒、谨慎用药，远离腌熏食品、罐头食品、油炸食品、卤制食品、含咖啡因的食品、辛辣刺激食品和高糖高盐食品，以免影响身体健康（图1-9）。

住 ｜ 对于居住环境，应注意房间的采光和通风，保持温度、湿度适宜，空气流通。同时，避免长期大剂量接触油漆、辐射、洗涤剂、燃气、烟雾等有害物质。定期清理房间，减少灰尘和细菌，保持家中环境的清洁舒适。如果有宠物，应该定期清洁宠物的身体和小窝。

行 ｜ 夫妻双方应注意锻炼身体、调节体重，以增强身体的免疫力，保持良好的健康状态（图1-10）。此外，要注意保持良好的作息规律，充足的睡眠时间，避免熬夜和过度劳累。

心理准备 ｜ 首先要意识到怀孕是一件非常重要的事情，需要夫妻双方共同努力。在备孕过程中，要保持心态平和，避免过度紧张和焦虑。可以通过阅读有关怀孕和育儿的资料、与已有孩子的朋友交流经验等方式，了解相关知识和经验，从而更好地应对即将到来的生活变化。同时，夫妻间要相互支持和理解，提高夫妻的情感共鸣和默契度。在此基础上，可以采用一些适当的放松方式，如听音乐、旅游和瑜伽等，帮助缓解紧张情绪，增加快乐感。

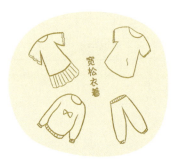

图 1-8 备孕建议选择宽松的衣着

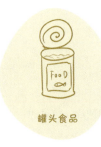

罐头食品

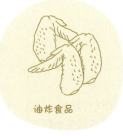

油炸食品

高糖高盐食品

图 1-9 备孕应避免不健康饮食

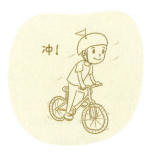

冲!

图 1-10 注意运动

总之，在备孕期间，夫妻要共同努力，调整衣食住行，为未来美好的生活打下良好的基础。同时，也要时刻保持良好的心态和情绪，保持乐观、平和、理性的态度，用爱和坚持迎接宝宝的到来！

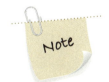

准妈妈孕前应回避的一些工作环境：接触刺激性物质或危险化学品的工作；放射性辐射严重的工作；震动或冲击可能波及女性腹部的工作；温度异常、高噪声或空间密闭的工作；接触疾病传染源的工作；大量消耗体力或频繁做扭转、弯腰、攀登动作的工作；需要长时间站立，无法得到充分休息的工作。

第二周

如何备孕

保持健康均衡的饮食：摄入足够的营养素，包括蛋白质、脂肪、碳水化合物、维生素、矿物质等，以满足身体各项功能的正常运转，增加受孕率。

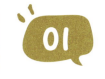

01 备孕期间吃什么更容易受孕

多吃富含叶酸的食物 | 叶酸对胎儿的神经系统、心血管系统和智力发育起着至关重要的作用，孕前和孕期均应充足。富含叶酸的食物如绿色蔬菜、新鲜水果、豆类、坚果类等（图2-1）。

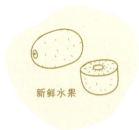

新鲜水果

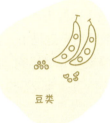

豆类

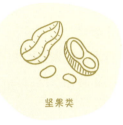

坚果类

图 2-1 富含叶酸的食物

多吃富含锌的食物 | 锌是一种重要的营养元素，能促进女性卵泡的发育，影响男性精子的数量和质量，补锌能增加受孕率。可多食用海鲜、牛肉、豆类等富含锌的食物。

合理增加膳食纤维 | 膳食纤维能够促进肠道蠕动，降低血压、胆固醇和血糖，改善体内环境，有助于提高受孕率。常见的膳食纤维来源包括水果、蔬菜、全谷物等。

减少咖啡因和酒精的摄入 | 咖啡因和酒精会干扰激素的平衡，影响受孕。因此，建议降低咖啡饮用量或不喝，戒酒。

避免过度饮食或饥饿 | 多饮水、少食多餐、均衡饮食是有助于提高受孕率的良好习惯。

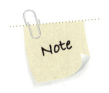

温馨提示 建议夫妻双方每人每天摄入禽畜肉 150 ~ 200g、鸡蛋 1 ~ 2 个、豆制品 50 ~ 150g、蔬菜 500g、水果 100 ~ 150g、主食 400 ~ 600g、植物油 40 ~ 50g、坚果类 20 ~ 50g、牛奶 500ml。

很多年轻夫妻在没有生育计划时会服用避孕药进行避孕，停止用药后，可以马上怀孕吗？事实上，因避孕药种类不同，体内残留的避孕药完全排出体外的时间不同，停药后备孕所需的时间也不尽相同。一般来说，建议在备孕前两个月停用短效避孕药，前三个月停用长效避孕药。一次服用紧急避孕药后多久可以备孕，请遵从医生指导。

02

停止避孕后，能马上怀孕吗

随着二孩、三孩政策的开放，有些加入备孕行列的家庭可能需要考虑"备孕前要先取环，取环后多久可以怀孕"的问题。由于宫腔内放置的节育器会改变子宫内环境，影响精子活动，阻止受精卵"安家"，所以取环后不宜马上怀孕。一般建议取环后 3 个月再考虑受孕，给子宫足够的恢复时间，为孕育新生命做好充足的准备。另外，不同材质的宫内节育器对人体的影响也不同（图2-2），应根据具体情况在专业医师的指导下进行备孕。

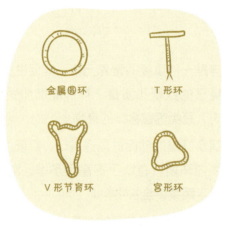

图 2-2 宫内节育器

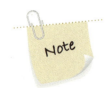

温馨提示　取出宫内节育器的最佳时间是月经干净后 3~8 天。取出后要注意保持个人卫生，如果出现阴道分泌物增多、腹部疼痛、阴道不规则出血等症状等，需要及时治疗，治愈后方能怀孕。

X 线检查、超声检查、计算机断层扫描（computed tomography，CT）、磁共振成像（magnetic resonance imaging，MRI）等影像学检查已成为临床医学中不可缺少的一部分（图 2-3）。

03

影像学检查对备孕、怀孕有危害吗

然而，很多备孕或怀孕的女性可能会担心这些影像学检查会对胎儿造成不利影响。对于这个问题，我们需要先明确一点，不同种类的影像学检查，它们的辐射量和能量是不同的。X 线检查和 CT 检查需要使用较高的辐射量和能量，对胚胎和胎儿可造成潜在的危害，而超声检查和 MRI 检查则不使用任何辐射。因此，妊娠期的女性应避免 X 线检查和 CT 检查，可选择超声检查和 MRI 检查。如果在备孕期间进行了放射检查，建议 3~6 个月后再考虑怀孕。

那么，如果在备孕期间或孕期，不知道妊娠的情况下进行了 X 线检查或者 CT 检查，该怎么办呢？事实上，放射性影像学检查对胎儿的影响取决于暴露时的胎龄、胎儿的暴露剂量，以及暴露时是否做到放射防护最优化等。因此，不必过于紧张，请及时到医院就诊，询问医生解决办法。

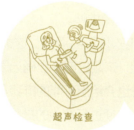
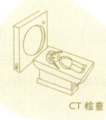
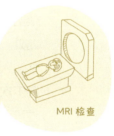

超声检查　　　　CT 检查　　　　MRI 检查

图 2-3　影像学检查

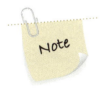

温馨提示

注意识别有电离辐射的检查设备，室外贴有"三叶草"标志并标注"当心电离辐射"的就是能产生辐射的设备。

孕期或者备孕期间的女性在做影像学检查前一定要将自身情况及时告知检查医生。

如果病情需要，一定要进行放射性影像学检查，可以通过以下措施降低辐射暴露风险：①增加腹部防护装置；②尽可能减少暴露时间，降低辐射剂量；③尽量避免在孕早期进行检查。

排卵期是女性受孕成功的关键时期，可以通过以下 3 种常用的方法来计算排卵期

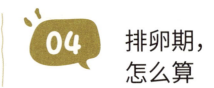

04 排卵期，怎么算

按照月经周期计算排卵期 | 对于月经规律的女性来讲，预计下次月经来潮日期倒数 14 天就是排卵期。如果月经周期是 28 天，从月经来潮那一天开始正数 14 天和下次来月经的日子倒数 14 天，都是同一天，就是排卵日期。如果月经周期是 30 天，从下次来月经的日子倒数 14 天，也是月经来潮那一天开始正数 16 天，就是排卵日期（图 2-4）。

用排卵试纸测定排卵期 | 排卵试纸是通过检测体内黄体生成素（luteinizing hormone，LH）的峰值水平来判断是否排卵的。女性排卵前 24～48 小时内，尿液中的 LH 会出现峰值，用排卵试纸自测，结果会显示为阳性。因此，可以根据 LH 峰值的出现，来推测排卵会在 24～48 小时内发生。

用基础体温测定排卵期 | 正常情况下，排卵之前，女性的基础体温是保持不变，不会有明显波动的。排卵后，女性身体释放的孕激素会令体温升高 0.3～0.5℃，直到下个月经周期恢复至基础体温。因此，可以根据基础体温的双相变化来预测排卵。

此外，经期打卡标记的应用软件不断涌现。这类软件可根据女性输入的数据，如经期长度、来潮日期等准确记录月经周期，预测下次月经来潮时间，同时也会给出可能的排卵日期。备孕的女性可以将其作为辅助工具，以便进行准确的排卵期预测和规划。

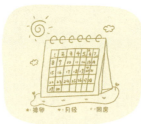

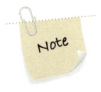

图 2-4 排卵期的计算

排卵期可能出现的症状：①轻微腹痛：常发生在一侧下腹部，持续时间有长有短；②阴道出血：由于排卵前的激素波动，可能造成少量出血；③乳房有沉重感：由于孕酮的影响，会出现乳房沉重、胀痛感，也会发生情绪波动；④体温稍微升高：基础体温稍微上升；⑤宫颈黏液变化：透明如鸡蛋清，用指尖碰触可以拉出长丝。

月经不规律的女性，又该怎么计算排卵期呢？以下几种方法可以帮助您推测自己的排卵期。

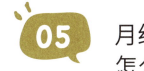

05 月经不规律，怎么推测排卵期

月经周期 | 排卵期第一天为最短月经周期数减 18 天，最后一天是最长月经周期数减 11 天。例如，月经周期为 28～40 天，排卵期为（28 − 18=10 天）～（40 − 11=29 天），所以从月经日算起第 10～29 天都有可能排卵（图 2-5）。

基础体温测定 | 在月经周期中，基础体温通常会呈现周期性变化，大致为两种样态，即低温相和高温相。在排卵前，基础体温大多较低且不会有明显波动，此时呈现低温相；而排卵后，女性体内释放的孕激素会令体温快速升高 0.3～0.5℃，呈现高温相。从低温相进入高温相之前，基础体温会降至一个最低点，称为最低体温日，大多数女性都会在自己的最低体温日前后排卵。如果想较为准确地计算排卵日，应连续监测至少 3 个月经周期的基础体温（图 2-6），以确定自己的最低体温日，该日期的前后 2～3 天都是易受孕阶段。大家可以下载相应的手机应用软件帮助记录基础体温的变化或自己画体温曲线。

分泌物的观察 | 我们可以通过阴道分泌物，也就是我们通常说的白带来推测排卵期，因为白带形成与雌激素水平有着密切的关系。在排卵期，有可能由于雌激素水平的影响，出现宫颈黏液的变化，阴道分泌物增多、稀薄容易拉丝，并且呈透明状，这就是排卵期分泌物的典型表现。如果出现这样的白带，有可能提示排卵。

排卵试纸 | 如果觉得以上方法过于复杂，自己难以观察判断，可以试试排卵试纸，使用起来简单又方便，线上线下的药房都有出售。排卵试纸是通过监测尿液中黄体生成素（luteinizing hormone，LH）的峰值水平来预测是否排卵的，女性排卵前 24～48 小时，LH 值将达到最高峰。

超声检查 | 连续经阴道或经腹部超声下的排卵监测，能动态地观察卵泡大小和数目，是目前明确排卵时间最为准确的方法。医生会根据月经规律与否具体安排监测时间，当观察到优势卵泡逐渐移行，向卵巢表面突出，至卵泡破裂，就可以认为是排卵了。这种方法虽然准确，但比较费时、费力、费钱，不适用于常规监测。

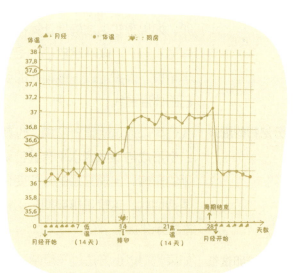

月经不规律

排卵期	
最短月经周期：X 天	排卵期第 1 天：(X-18)
最长月经周期：Y 天	排卵期最后 1 天：(Y-11)
例： 月经周期：21～36 天 X=21 天 Y=36 天 排卵期第 1 天 =X-18=21-18=3 天 排卵期最后 1 天 =Y-11=36-11=25 天 所以：月经来潮后的第 3～25 天 都可能排卵	

图 2-5 周期计算公式

排卵日前后 2～3 天为易受孕期。有生育需求的女性可以根据自身情况，综合采用上述几种方法推测自己的排卵日。

图 2-6 基础体温曲线

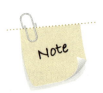

温馨提示

基础体温测量方法：基础体温是在睡眠 6～8 小时清醒之后，在不进行任何活动（包括说话）之前，经过约 5 分钟测得的体温，通常是一天之中的最低体温。可以在晚上休息前，将体温计置于床头触手可及的地方；早上醒来后，不说话、不下床，睁眼后随即测量体温。尽量作息规律，在同一时间，以同一测量方式测得。如此每天坚持测量，并做好记录，大多数女性都能找出自己的排卵规律。

使用排卵试纸时须按照说明书进行操作（不同厂家的要求不一样）。每日尽量选择同一时间段进行测量。

新生命起源于受精卵，受精卵是由爸爸的精子和妈妈的卵子结合而成的。女性的性染色体是 XX 型，而男性的是 XY 型（图2-7）。男性的精原细胞经过减数分裂后，XY 染色体会彼此分开，形成只携带 X 染色体或 Y 染色体的精子；女性的卵子则仅携带 X 染色体。当携带 Y 染色体的精子与卵子结合，宝宝就是男孩；携带 X 染色体的精子与卵子结合，宝宝就是女孩（图2-8）。

06

生男，生女，都一样

从遗传学的角度来说，由于男性的一个精原细胞在减数分裂后会形成一个携带 X 染色体的精子和一个携带 Y 染色体的精子，因此在众多精子中，两者的数量相等，受精的概率也基本上各为 50%，所以理论上生男生女的概率被认为是 50%。但是，生男生女还会受到遗传、环境、营养、孕期生理因素等多种影响。因此，实际上生男生女的概率并非绝对的 50%。

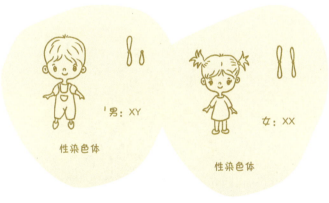

图 2-7　男性和女性的性染色体

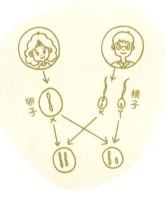

图 2-8　男性和女性的性染色体不同

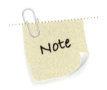

Note

温馨提示

男女平等是现代社会中一项基本的价值观，男女在社会参与、职业发展和家庭角色等方面应得到同等的机会和尊重。此外，性别偏见会影响家庭和谐，还会导致人口失衡和社会不稳定。我们应以平等、科学、理性和尊重的态度看待生男生女的问题。

07 如何提高
受孕成功率

抓住排卵期 | 备孕也是有技巧的，抓住合适的同房时机才是受孕的关键。女性每隔 1 个月左右排卵一次，通常一次只排一枚卵细胞。卵细胞在排出后约可存活 24 ~ 36 小时，也就是说，精子要抓住这个时间段接触到卵细胞才有可能完成受精，如果在此期间不能及时受精，就只能等待下一个排卵周期了。所以，抓住排卵的时机，对于提高怀孕的概率非常重要。

同房频率 | 许多小伙伴看了以上内容是不是"想当然"觉得，抓住排卵期，天天同房就可以增加怀孕的概率呢？其实不然，同房次数过于频繁会使精子活动率和生存率显著下降，反而会降低怀孕概率，可谓得不偿失。另外，长时间禁欲会降低精子质量，刻意"憋着"也不可取。因此，在备孕期间，最好能够保持 2 ~ 3 天同房一次的频率（图2-9，图2-10）。

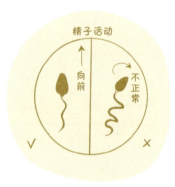

图 2-9　精子活动

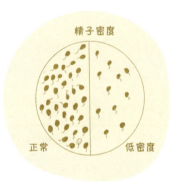

图 2-10　精子密度

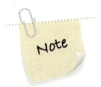

准爸爸可以做些什么呢？准爸爸可以坚持运动，将体重控制在正常水平，平常不穿紧身内裤和过紧的牛仔裤，同房时保持愉悦心情，不要给自己太大压力。

第三周

怀孕啦

对于月经规律的女性来说，在没有避孕措施的情况下，如果月经推迟 10 天以上，同时伴有以下情况，就需要高度怀疑自己是否怀孕了。

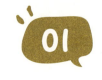

01 哪些信号说明我怀孕了

少量红色分泌物 | 怀孕初期，部分孕妇会出现"着床出血"的情况，一般在同房后 8 ~ 10 天，出现少量红色分泌物，或仅仅出现几条血丝，持续约 3 ~ 4 天。

乳房胀痛和敏感 | 受精卵着床后，准妈妈体内的激素水平随之变化，在雌孕激素的刺激下，孕 3 ~ 4 周时可有自觉不适，偶有刺触痛或麻刺感和乳房胀满的感觉。

恶心、呕吐 | 恶心、呕吐通常在怀孕 6 ~ 12 周出现，尤其常见于早上或者空腹时，这是由孕激素水平在怀孕早期急剧上升所引起的。

另外，一些孕妈妈如果在前期未能通过种种蛛丝马迹意识到自己怀孕，抑或本身就存在月经周期不规律，出现过不规则阴道出血或采取过避孕措施，当出现头晕、疲乏、嗜睡、食欲改变、厌恶油腻、恶心、晨起呕吐等表现时，也应引起重视。

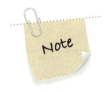

温馨提示

早孕的检查方法有哪些呢？

早孕试纸：方便快捷，主要是检测尿液中的人绒毛膜促性腺激素（human chorionic gonadotropin，hCG）水平。一般在经期推迟的第 7 ~ 10 天使用晨尿检测比较准确。早孕试纸显示两条杠，表示怀孕（图3-1），具体的判断方法须依据说明书。

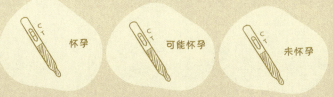

图 3-1 通过早孕试纸确认是否怀孕

验血：与早孕试纸相比，是更准确的方法，通过检测女性血液中的 hCG 水平来判断是否怀孕。

B 超：主要判断受孕位置是否正常，即宫内妊娠还是异位妊娠。

发现自己可能怀孕后须立即去医院确诊，并建立孕期档案。医院为孕妇建档是为了在整个孕期全程监测孕妇和胎儿的各项指标，并且通过孕检对整个怀孕过程中的风险进行动态评估，发现异常及时干预。

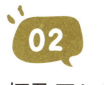

02

怀孕了！
接下来该做什么

建档后除了询问一系列个人情况及婚育史、遗传病史等，还会在当天进行第一次产检，主要检查项目包括身高、体重（图3-2）、尿常规、血常规、血型、肝功能、肾功能、甲状腺功能（图3-3）、血糖（图3-4）、血压（图3-5）、B超检查、唐氏筛查、心电图检查（图3-6）、分泌物检查、乙肝、艾滋病、梅毒等。

根据中华医学会妇产科学分会产科学组制定的《孕前和孕期保健指南》[3]，推荐产前检查按照以下方案执行（图3-7）：孕6～13周进行第1次检查；孕14～19周进行第2次检查；孕20～24周进行第3次检查；孕24～28周进行第4次检查；孕30～32周进行第5次检查；孕32～36周进行第6次检查；孕37周至分娩前进行此后的第7次至第11次检查。根据产检的医院、自身的孕期情况，次数会酌情增减。

图 3-2　测量体重

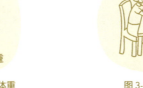

图 3-3　抽血

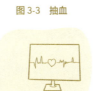

图 3-4　测量血糖

图 3-5　测量血压

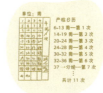

图 3-6　心电图检查

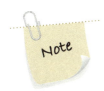

图 3-7　产前检查日历

Note

温馨提示

建档需要准备什么材料？
建议孕妈妈在孕6～8周建档，不要晚于孕13周。建档时需要携带本市户籍材料、夫妻双方的身份证及结婚证、孕妈妈的医保卡或电子医保凭证，如无医保卡应办理相应医院的就诊卡，如夫妻双方均为外地户口，则须提供暂住证或长期居住证明。

流产的诱因包括胚胎因素、母体因素、父亲因素、环境因素。自然流产后再次怀孕需要科学预防流产，建议在怀孕前进行全面的妇科检查，并积极治疗疾病，保持身体健康。怀孕后，孕妈妈要定期产检，可重点关注 hCG、孕酮、B 超结果，了解胚胎或胎儿发育情况。

03

我上次怀孕自然流产了，这次需要注意什么

在生活中要避免不良因素影响，如吸烟（图3-8）、饮酒、电离辐射、严重的噪声和震动（图3-9）、情绪异常激动、高温环境等。此外，应尽量减少药物的使用，需要使用药物时，应在医生的指导下正确用药。孕妈妈也应保持健康的心理状态，避免产生心理压力。

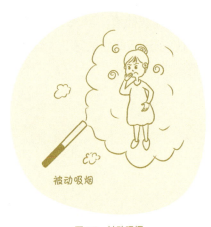

图 3-8　被动吸烟

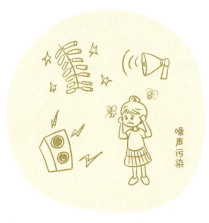

图 3-9　噪声污染

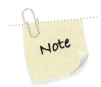

温馨提示

在孕早期，如果发现阴道流血、腹痛等异常情况，应及时去医院就诊。先兆流产、异位妊娠、葡萄胎等都会引起孕早期的出血和腹痛症状。

人绒毛膜促性腺激素（human chorionic gonadotropin, hCG）是由胎盘的滋养细胞分泌的糖蛋白激素，hCG 会通过孕妇的血液循环排泄到尿液中，所以妊娠早期可以通过血液、尿液检测 hCG。一般情况下，受精后第六日，受精卵滋养层开始形成，此时就会开始分泌微量 hCG。妊娠早期，hCG 约 2 天即会增长一倍，至妊娠 8 ~ 10 周达到峰值，此后水平逐渐下降（图3-10）。因此，测定 hCG 的最佳时间是同房后 8 天。

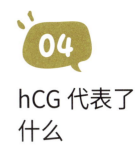

hCG 代表了什么

hCG 在怀孕期间起着非常关键的作用，它能维持胚胎的发育，帮助对抗剧烈的子宫收缩和免疫系统的攻击，帮助维持妊娠；还能促进胎盘的形成，为胎儿的发育供应养分和氧气。与此同时，hCG 值还能帮助判断是否妊娠，孕早期的 hCG 翻倍试验能帮助检测妊娠状态。

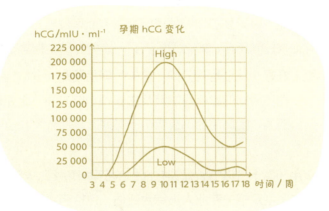

图 3-10　孕期 hCG 的数值变化

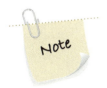

温馨提示　门诊经常能看到一些孕妈妈拿着化验单纠结比较自己的 hCG 数值，需要知道的是，血液中 hCG 水平在相同孕周的不同人之间相差极大，个体间没有可比性！只要血液中 hCG 水平波动在对应孕周的标准范围内，就没有必要太过焦虑，相比于单个的数值，医生们更看重 hCG 的翻倍情况。孕 6 ~ 7 周之前，在同一个实验室，间隔 48 小时测定，如果血清 hCG 呈 1.6 ~ 2 倍的增长，说明妊娠状态正常。如果低于这个增长速度，预示胚胎发育不良或异位妊娠的可能。

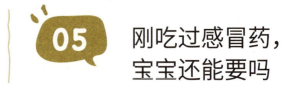

感冒其实是件小事，但有的准妈妈在不知道怀孕的情况下吃了药，知道怀孕后会特别担心，吃过的感冒药对胎儿有没有影响，会不会造成胎儿畸形……一系列问题随之而来。

05 刚吃过感冒药，宝宝还能要吗

怀孕后不知情的情况下吃了感冒药，到底会有什么影响呢？宝宝到底能不能要呢？

其实，在卵子受精后，胚胎与胎儿的发育分为三个阶段，与之对应的药物影响也可以分为三个时期来看待（图 3-11）。

不敏感期（围着床期） | 即受精后 2 周内，是受精卵从形成至着床于子宫内膜的一段时期。这个时期药物对胚胎的影响是全或无，即要么没有影响，要么会导致流产。

敏感期（胚胎期） | 妊娠 3~8 周，是胎儿器官分化的时期。这个时期称为致畸敏感期，极易受药物等外界因素影响而导致胎儿畸形。这个阶段应该严格控制用药，如必须用药，一定要在医生指导下谨慎安全用药。

低敏感期（胎儿期） | 妊娠 9 周至足月分娩，这一时期是胎儿大多数组织发生和功能成熟期。药物的影响可能涉及生长和功能方面，比如精神发育和生殖功能等，因此用药不会像前一时期影响那么大，但同样要慎重对待。

所以，孕期感冒用药需十分谨慎，建议在医生的指导下进行。若孕妈妈在不知道怀孕的情况下吃了药，需由医生及相关专业人员综合评估，包括药物种类、用药时间及胎儿发育情况等，再来判断胎儿结局。

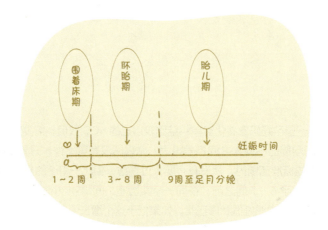

图 3-11 药物影响的三个重要时期

普通感冒为自限性疾病，即使不用药，一般经历 2 周左右也可以自愈。感冒以对症治疗为主，建议适当饮水，多吃水果蔬菜，注意休息，避免继发感染。而对症治疗的常见药物有解热镇痛药、鼻减充血剂、抗组胺药物、镇咳药、祛痰药、抗病毒药物等。流感则可以通过抗病毒药物进行治疗。普通感冒不能常规使用抗菌药物，只有合并有炎性感染时，方可使用。美国食品药品监督管理局（FDA）根据对于胎儿的危害性的动物实验和临床研究数据，将药物分成了 A、B、C、D、X，5 个等级，其安全性逐级下降，其中 X 级为禁用级别。具体分级为

A 类 | 可安全使用，如维生素类等。

B 类 | 未见到药物对胎儿的不良影响，该类药物在有明确指征时可慎用，例如青霉素、大部分头孢菌素等。

C 类 | 动物研究证明药物对胎儿有危害性（致畸或胎儿死亡），只有在权衡对孕妇的益处大于对胎儿的危害之后方可使用。

D 类 | 已有明确证据显示，药物对人类胎儿有危害性，这类药物一般应避免应用，但在确有应用指征、且患者受益大于可能的风险时，可在严密观察下使用。

X 类 | 对动物和人类的药物研究或人类的用药经验表明，药物对胎儿有危害，而且孕妇应用这类药物无益，因此禁用于妊娠期和可能怀孕的患者，如抗病毒药物利巴韦林等。

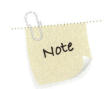

温馨提示 | 如果感冒症状超过 1 周，或伴有：①持续发热（体温 ≥ 38.5℃，持续 48 小时以上）；②呼吸困难、胸痛、心跳加快；③恶心、呕吐，腹痛；④阴道流血、流液；⑤胎动异常；⑥任何存在担忧或不确定性的情况等，请及时就医。因感冒类型不同，用药和护理方式也不同。

怀孕之后，还可以继续在家里养花草吗？家中布置上美丽的花草，既可以清新空气、美化环境，又可以调节孕期的不适情绪。但是，并不是所有花草都适合养在室内。有些植物的气味、花粉和汁液会令人感到不适或产生过敏反应，甚至影响胎儿的正常生长发育。孕妈妈们一定要注意，以下几类花卉不宜长期放置在室内

06

我的"花花草草"
还能养吗

气味浓郁的花草 ｜ 如水仙、玫瑰、百合等。其浓郁的气味会让孕妈妈们感到不适，甚至出现食欲减退、烦躁、失眠、恶心等不良反应。

有毒的花草 ｜ 如含羞草、郁金香、夹竹桃（图3-12）等。孕妈妈接触到这类花草的破损茎叶时，可能会产生刺激性反应。

会致癌的植物 ｜ 如铁海棠（图3-13）、红背桂花、金果榄等。孕妈妈们尽量避免接触此类植物。

易致皮肤过敏的植物 ｜ 如龙船花、绣球花（图3-14）、天竺葵等。孕妈妈触碰之后易引起皮肤过敏，尤其是体质敏感的孕妈妈更要注意。

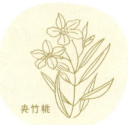

图 3-12　夹竹桃

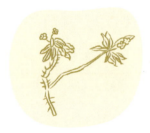

图 3-13　铁海棠

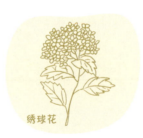

图 3-14　绣球花

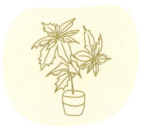

图 3-15　一品红

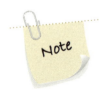

特别喜爱花草植物的孕妈妈们，可在咨询专业人士之后，选择适合自己的植物进行养殖。另外，由于植物在夜间会吸收氧气，释放二氧化碳，摆放在卧室内可能会导致睡眠中的孕妈妈缺氧，甚至造成胎儿缺氧等不良影响，因此植物不适宜摆放在孕妈妈的卧室内。

孕早期由于体内激素水平影响及新陈代谢加快，孕妈妈容易出现反应迟钝、行动变缓、疲倦乏力、嗜睡等症状（图3-16）。孕妈妈在保证休息下，可尝试以下方法来改善孕早期疲劳的情况

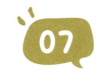

07 总是感觉很累、很疲倦怎么办

增加 B 族维生素的摄入 | 孕妈妈可以多补充含 B 族维生素的食物，如燕麦、牛奶、鸡蛋、绿色蔬菜等，以促进身体的新陈代谢。

音乐疗法 | 多听听音乐，转移注意力，缓解疲劳，保持心情愉悦。

适当运动 | 孕早期可进行安全的户外散步，呼吸新鲜空气，改善心肺功能，促进身体的新陈代谢。

增加与家人、朋友的交流沟通 | 在与人交流时，孕妈妈大脑的活跃度会增加，而且适时地抒发情绪也可以有效地改善心情和疲劳状态。

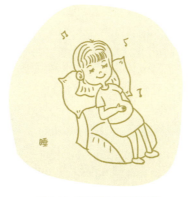

图 3-16 孕早期准妈妈易嗜睡

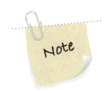

温馨提示 在孕早期，早孕反应比较明显的孕妈妈因为吃不下东西，容易出现低血糖、贫血等情况，这也是孕妈妈易疲劳的原因之一。孕妈妈若发现自己不仅容易疲劳，而且经常头晕，嘴唇和眼睑发白、没有血色，建议及时去医院检查是否出现妊娠期贫血（图3-17）。

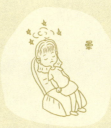

图 3-17 注意是否贫血

第四周

怀孕期间
管理形象

怀孕第 4 周，胎儿的大小好似一颗芝麻（图4-1），还不能辨别原始的器官雏形。胚胎的神经管、脊椎、大脑和脊髓的组成部分已经形成，但是超声还看不清妊娠迹象。

此时，有些孕妈妈会有轻微的不适感，有些孕妈妈还感觉不出怀孕的变化。孕妈妈无须因为"怀孕了"而太过焦虑，保持轻松愉悦的精神状态，为宝宝提供较好的营养条件和舒适安静的生长环境即可。

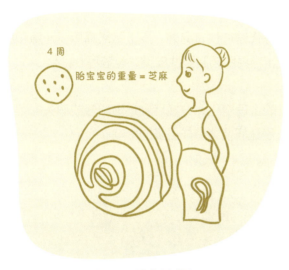

图 4-1 胎儿大小似芝麻

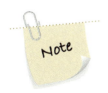

温馨提示 可以先不着急把怀孕的消息告知亲朋好友，等情况稳定后再分享喜悦也不迟。怀孕的前 3 个月尽量避免性生活，以免增加流产的风险。

怀孕之后，有些妈妈会觉得自己变丑了。有的说"鼻子变大了"，有的说"脸上长痘、长斑了"，有的说"皮肤松弛、身材走样了"。这可能与以下 3 种原因有关

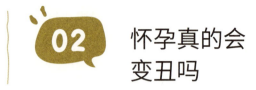

02 怀孕真的会变丑吗

孕期饮食 | 如果孕妈妈没有很好地控制饮食，导致体重增加过多或过快，很容易引起身材发胖，五官也会发生些许变化。另外，孕期维生素补充不足也会引起皮肤状态的改变。

激素变化 | 由于孕期胎盘和卵巢中雌激素和孕酮的分泌量增加，再加上脑垂体分泌的促黑素增加，使黑色素增多，皮肤会出现一些问题，如色素沉着、妊娠纹等。产后随着激素水平的下降，这些皮肤变化一般可自行消退，但妊娠纹不能完全消退。

新陈代谢加快 | 怀孕后，孕妈妈整体的新陈代谢加快。另外，皮下脂肪增厚，汗腺和皮脂腺的分泌也变得更加旺盛，容易引起脂溢性皮炎、痤疮等（图 4-2）。

　　一般情况下，"怀孕变丑了"是正常的生理变化，分娩后会逐渐减轻或消失。因此，孕妈妈们不要太担心，保持良好的心情，别让坏情绪造成更多的影响。

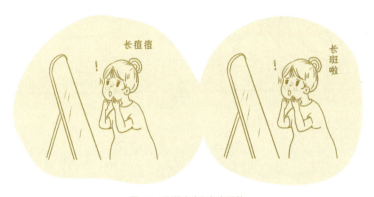

图 4-2　孕期痘痘和色素沉着

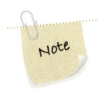

温馨提示 | 我们可以通过一些科学的措施来预防或者减轻"变丑"的程度，如：①均衡饮食；②保证孕期适量运动；③保证充足睡眠；④做好皮肤清洁和防晒；⑤保持愉悦的心情。

有些孕妈妈不敢使用护肤品，担心影响胎儿发育；也有些孕妈妈认为标注"无添加""孕妇专用"等字样的护肤品会相对安全一些。实际上，在挑选孕期护肤品时，应重点关注护肤品的成分，因为一些护肤品中的化学物质可能会对母体和胎儿造成潜在的危害。在挑选孕期护肤品的时候，应遵循以下原则

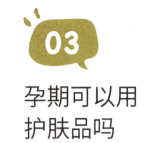

03

孕期可以用护肤品吗

避免化学物质含量较高的护肤品 | 在孕期应选择成分简单、无刺激的护肤品，以免对胎儿造成影响。

避免使用含维生素 A 的护肤品 | 维生素 A 过量服用会影响胎儿发育，含维生素 A 或含维甲酸的护肤品尽量不要在孕期使用。

去角质类护肤品 | 去角质类产品中一般含有酸性成分，会刺激皮肤并导致毛孔闭塞。而在孕期，皮肤比较敏感，使用去角质类护肤品可能会引起皮肤过敏反应。

避免含有氢醌、汞盐、水杨酸类、精油类、视黄酸、类固醇激素等成分的护肤品，常见于美白祛斑类、抗皱类、抗衰老类的护肤品。

通过正规途径选择可靠的品牌。

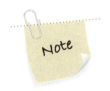

温馨提示　由于怀孕期间激素变化，较长时间的阳光照射可能会造成或增加孕期的皮肤色素沉着。因此，孕妈妈外出应尽量避开日晒强烈时段，若要外出，须做好防晒工作，可使用防晒帽、防晒口罩、遮阳眼镜等进行防晒。

很多孕妈妈可能会因为工作需要或想要打扮得美美的而考虑使用化妆品，可又担心化妆品对宝宝的影响。

04 孕期可以化妆吗

孕期可以化妆，但应以淡妆为宜，尽量少用化妆品，减少化妆品在身上停留的时间，及时卸妆（图4-3）。对化妆品的选择和使用也需慎重，首选无化学添加成分的产品（图4-3）。

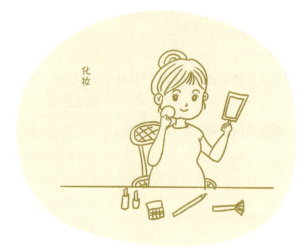

图 4-3　孕期化妆不是完全被禁止的

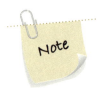

温馨提示　孕期不化妆也可以美美的生活小窍门：①多喝水，加快代谢，让肌肤保持水润；②吃新鲜、健康的食物，适当补充维生素C、维生素E和胶原蛋白；③做好皮肤的基础养护。

妊娠纹是孕妈妈常见的一种皮肤问题，虽然不是严重的健康问题，但妊娠纹会让很多孕妈妈感到烦恼。那么为什么会长妊娠纹呢？

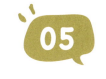

05 为什么会长妊娠纹，可以预防吗

妊娠纹是随着孕期激素的变化及腹部的不断变大，加上妊娠期胶原蛋白和弹性蛋白较少，皮肤表面弹性纤维发生断裂，腹直肌也发生不同程度的分离，从而形成宽窄不同、长短不一的粉红色或紫红色不规则裂纹（图4-4）。妊娠纹通常会出现在腹壁、大腿内侧、臀部、胸部等处，在分娩后逐渐淡化，变成银白色或白色条纹，但很难完全消除。此外，妊娠纹的出现还可能与遗传、年龄、怀孕次数等因素有关。

预防妊娠纹

- 使用妊娠纹预防霜或预防油，掌握预防妊娠纹的时机，越早越好；
- 做好孕期体重管理（图4-5），合理控制体重增加的速度；
- 孕期适当运动（图4-6），均衡饮食，多喝水，增加皮肤张力和弹性；
- 适当使用托腹带，减少腹部皮肤的拉扯，防止皮肤过度松弛；
- 沐浴后可在乳房、腹部、臀部、大腿等处涂上润肤霜，让皮肤维持一定的水分，保持弹性。

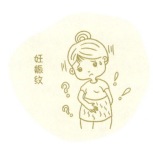

图 4-4　妊娠纹

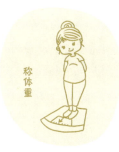

图 4-5　控制体重

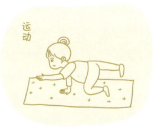

图 4-6　运动很重要

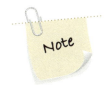

Note

温馨提示　产后，如果妊娠纹非常明显且影响自己的心理健康，可考虑到医院或者皮肤美容中心进行咨询，淡化妊娠纹常用的治疗方法为激光治疗。激光治疗是一种比较有效的改善妊娠纹的方法，不会对皮肤造成创伤，主要通过渗透皮肤深层，促进胶原蛋白增生和新陈代谢，来减弱妊娠纹的颜色和深度。

女性怀孕后，体内激素水平会发生很大变化，泪液分泌量减少，同时泪液中的水分蒸发速度加快，眼睛容易出现异物感、疲劳、干涩、视物模糊、角膜敏感度降低等不适情况[4]。

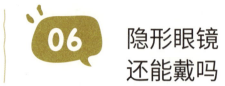

06 隐形眼镜还能戴吗

如果佩戴隐形眼镜，很容易引起眼部细菌感染，使眼部不适症状加重，甚至会导致角膜炎等严重疾病的发生。此外，孕中、晚期，角膜可能处于轻微水肿的状态，角膜的厚度增加且结膜血管会发生挛缩，若继续佩戴隐形眼镜，容易引起角膜损伤，增加角膜感染、结膜炎的风险。因此，建议孕妇在怀孕期间，特别是孕中、晚期，尽量不要佩戴隐形眼镜，可用框架眼镜代替隐形眼镜 (图 4-7)。

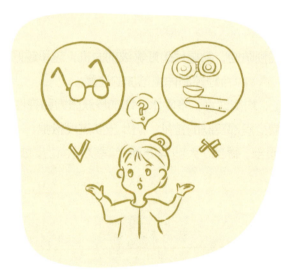

图 4-7　框架眼镜代替隐形眼镜

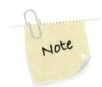

随着宝宝在肚子里一天一天地长大，孕期准妈妈的体形也在不断变化。在衣物的选择上，不仅要考虑美观大方，而且要讲究舒适安全（图 4-8，图 4-9）。

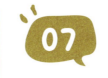

07 怀孕上班，如何搭配孕妇装

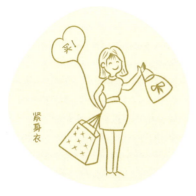

图 4-8　怀孕前衣着

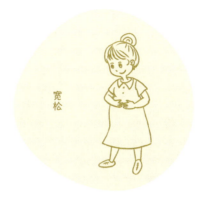

图 4-9　怀孕后的打扮

在面料的选择上，建议选择柔软干爽、吸湿透气的材质，比如纯棉的面料。孕妈妈在挑选时，可以看一下衣物内侧缝的标签，是否标注"100% 棉""纯棉"或者"全棉"字样。在款式的选择上，则可以根据自身体形的变化选择相对宽松舒适的版型，总的原则是舒服、穿脱方便。具体来说

连衣裙 | 对月份偏大的孕妈妈来说，连衣裙（图 4-10）十分受青睐，因为连衣裙不会对腹部产生压力，上身漂亮又方便，特别适宜夏季穿着。待天气转凉，也可搭配小外套、毛衣、开衫等。

上衣 | 孕妈妈的上衣很好选择，材质柔软、样式简单宽松、易穿脱、自己喜欢就可以。不过孕期不要盲目添置过多衣物，避免产后闲置。

裤装 | 对孕中后期逐渐"显怀"的妈妈来说，裤子的选择就有些犯难，因为普通款式的裤子会紧绷着腹部。想打扮得漂亮可以试试背带裤！只是背带裤穿脱会有些不便，对孕后期要频繁解小便的孕妈妈不是很友好。也可选择专门的孕妇裤，不仅舒适，而且可以调节腰围（图 4-11）。无论怎么选择，切忌紧身裤和系腰带。

袜子 | 孕妈妈的腿部和脚踝容易水肿，袜子的袜口一定不能太紧。松紧适宜的弹力长筒袜是很好的选择，会给小腿和脚踝一定压力，能够减轻腿部疲劳，防止脚踝肿胀，并起到预防下肢静脉曲张的作用（图 4-12）。

鞋子 | 妊娠后期，孕妈妈身体的重心会愈加前移，这时候再穿高跟的鞋子不但容易摔倒，并且还会引起诸多不适。但平跟鞋缺乏支托，重心落在后脚跟上，站立或行走的时间长了，也会造成腰背腿脚的疼痛。所以，鞋子后跟约 2 ～ 3cm 的软底布鞋和旅游鞋是不错的选择。

内衣裤 │ 贴身衣物很重要！孕期乳房会变大，要逐渐加大内衣的尺寸，同时选择底部有一定支撑性、肩带稍宽的内衣会比较舒适。内裤建议选择纯棉且弹性较好的，如分泌物较多，一定记得勤换洗！

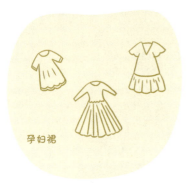

图 4-10　孕妇裙

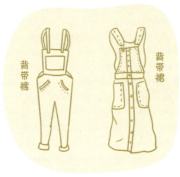

图 4-11　孕妇背带裤、裙

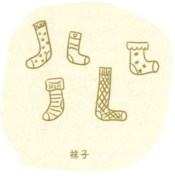

图 4-12　袜子

实用搭配小物件

夏天出门别忘带上遮阳伞和小外套，长时间较强的紫外线照射对孕妈妈和胎儿的健康会有一定的影响，而薄外套不仅能防晒还能在进出空调房时避免着凉；

天气转凉时，可以戴上帽子和围巾，既能御寒又时髦漂亮。

第五周

孕早期见红、
孕吐怎么办？

进入怀孕第 5 周了，宝宝比上周略大了一点点，约 0.4cm，芝麻一样大小。

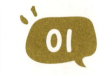

宝宝 5 周啦

此时，宝宝已经初具人形了，神经管开始发育，心脏也有了雏形。宝宝的手和脚也已经从躯干上伸出来，背部长出了脊状突起，为宝宝脊柱的形成提供了基础（图 5-1）。

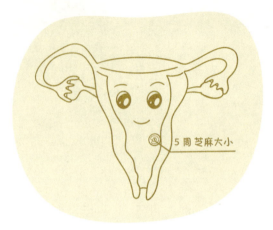

5 周芝麻大小

图 5-1　孕 5 周胚胎的样子

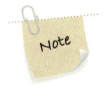

温馨提示　这个时期，神经系统和循环系统的基础组织最先开始分化，因此早期补充叶酸很重要。

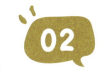

02 出现了血性分泌物，该怎么办

子宫内膜增长速度不同｜子宫在结构上分为子宫体和子宫颈两部分，两者间最窄的部分称子宫峡部。怀孕期间子宫体不断变大，峡部也会逐渐延长，当它们的增长速度不同时，位于其间的内膜破裂便会导致极少量的出血，一般持续 10 天左右，这是正常现象。待增长速度再次匹配时，出血状况就会消失。

受精卵着床出血｜有的孕妈妈会在排卵期过后 1 周左右在分泌物中发现少量粉色血丝，这很可能是在受精卵着床过程中，体内激素变化导致子宫内膜局部剥落引起的出血，一般 2 ~ 3 天左右会自行停止。

绒毛膜下出血｜随着受精卵的发育，绒毛膜逐渐形成。绒毛膜包裹着胎儿和羊水，并与子宫内膜紧紧贴在一起。某些情况下，两者分离会导致出血，形成的微小血肿一般情况下都可自行吸收。

子宫颈病变｜孕早期出血不要忽略子宫颈的问题，常见的宫颈病变如宫颈炎、宫颈息肉（图 5-2）。在怀孕期间，宫颈表面的毛细血管会因为激素水平的改变发生破裂出血，但这种情况出血量不大，需要孕妇做详细的检查才能明确，具体情况还是应该咨询自己的妇产科医生。

先兆流产｜会出现类似月经初期少量暗红色的阴道流血，并伴有阵发性下腹痛或腰背痛。如经过休息或检查治疗后症状消失，便可继续妊娠，否则会发展为难免流产。

图 5-2　宫颈息肉

异位妊娠｜受精卵在子宫体腔以外的地方着床、生长时（图 5-3），会出现两种结局：胚胎死亡后，有不规则的阴道流血，色暗红或深褐并可伴蜕膜碎片；若妊娠破裂，腹腔内出血和剧烈的腹痛会引发晕厥甚至休克，此种情况非常危险，须尽快前往医院就诊。

图 5-3　输卵管妊娠
（受精卵种植于输卵管的异位妊娠）

Note

如果孕早期出现阴道出血，应尤其关注出血颜色以及是否伴有疼痛感。如颜色呈鲜红色，表明处于持续的出血状态，应引起重视；怀疑早期流产的阴道出血多伴有如同月经来潮时的腰背酸痛以及下腹部坠胀痛，如果出现剧烈腹痛、脸色苍白，则应警惕异位妊娠破裂引发的大出血。无论何种情况，只要孕妈妈怀疑有异，都请立即前往医院接受检查与处理。

温馨提示

怀孕期间新陈代谢更旺盛，分泌的油脂和汗液更多，孕妈妈们应经常洗头、洗澡、勤换衣物，保持自身清洁卫生，预防感染，防止皮肤疾病。对于孕妈妈来说，最佳洗澡方式是淋浴（图5-4）。怀孕期间，阴道内酸碱度的改变使得其对外来细菌的抵抗力大大下降，泡澡或者坐浴可能会让水里的细菌通过阴道口进入体内（图5-5），引发妇科炎症、盆腔感染等疾病，严重者还可能影响宝宝发育，引起早产。到孕中期时，在胎象稳定的情况下，可以在家中短时间泡澡以舒缓身体，泡澡时水温应控制在和体温一致或略高于体温。水温过高可能会对宝宝的中枢神经系统造成危害，也会使孕妈妈在高温密闭的环境中出现缺氧不适。

03

孕期洗澡
有何讲究

孕期也不建议洗冷水澡，凉水会刺激子宫收缩。另外，洗完澡要迅速擦干身体和头发，不要直接吹风，避免感冒（图5-6）。

洗澡时间也不宜过长，最好控制在 15 ~ 25 分钟。因为长时间处于密闭环境，加之热水的刺激，会使孕妈妈脑部供血不足，出现头晕眼花、胸闷不适等缺氧症状，甚至可能引起胎儿宫内缺氧而影响胎儿神经系统的发育。

孕妈妈的肚脐、腹部清洁时要特别注意。肚脐眼是距离宝宝最近的地方，不可用力清洗。孕妈妈在清洗肚脐的时候，可以用棉花棒或棉签沾点乳液来清洗，等污垢软化后用水冲净即可。如果无法清洗干净，也不要勉强，防止用力过度造成破皮出血，引起感染，对孕妈妈和胎儿都不利。腹部也不可用力揉搓，用流水轻轻冲洗肚皮，简单地涂抹沐浴露就可以。

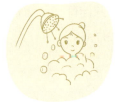
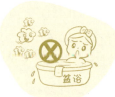
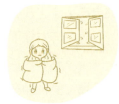

图 5-4　孕妇淋浴　　　　　　图 5-5　孕妇盆浴　　　　　　图 5-6　洗完澡开窗吹风易感冒

温馨提示

孕晚期洗澡小贴士
- 穿防滑拖鞋，并垫上防滑硅胶垫，可以一定程度上避免滑倒；
- 可以放置一张小板凳，坐着洗；
- 淋浴间内物品尽量精简，集中放置，以免到处散落、不便使用，甚至绊倒孕妈妈；
- 浴室门最好不要反锁，或在门外插上钥匙，以方便家人在发生意外时及时帮助；
- 洗澡时可以留有一条门缝或窗户缝，避免长时间密闭环境下氧气不足，导致头晕眼花、胸闷不适等。
- 孕晚期，随着肚子越来越大，孕妈妈的平衡感会随之变差，洗澡时要更加小心！

孕妈妈经常出现腰酸背痛、脚部水肿等不适，泡脚不仅可以舒筋活血，还可缓解孕中、晚期腿部肿胀的问题。但是也有一些注意事项

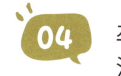

04 孕期可以泡脚吗

水温、时间要注意 | 泡脚水温以 35～38℃ 为宜，不能超过 40℃。每次泡脚时间应控制在半小时以内，以 20 分钟为宜。

不乱加中药 | 现在很多人都会在泡脚水中加入中药包，但孕妇一定不要随意使用。尤其是红花、桃仁、益母草等活血化瘀类药物，以及麝香、丁香等芳香渗透类药物，可能对胎儿产生不良的影响。

谨慎按摩 | 足底穴位比较集中，某些穴位受到刺激可能会引起子宫收缩，因此孕妈妈不要盲目进行足底穴位按摩。

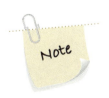

温馨提示

泡脚秘方

- 生姜泡脚：切几片生姜放进泡脚水中，坚持几周可以促进血液循环，驱寒暖身，改善手脚冰凉的症状，缓解关节疼痛。
- 陈皮泡脚：取一小把（用量宜少）陈皮放进泡脚水中，有助于祛除体内湿气、润肠通便。

孕吐，是很多孕妈妈的必经体验。

孕吐的发生与人绒毛膜促性腺激素，即hCG 水平有关。孕吐症状随着 hCG 的变化波动而变化（图5-7），体内 hCG 水平越高孕吐越严重。

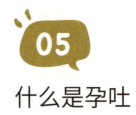

05

什么是孕吐

一般来说，妊娠 5 周左右，孕妈妈体内的 hCG 水平升高，大约在此时会出现孕吐的表现。到妊娠 14 周，体内 hCG 水平逐渐下降，大部分孕妈妈的孕吐就能得到缓解。另外，在妊娠期间，孕激素会使平滑肌张力降低，胃贲门括约肌松弛，胃内酸性内容物逆流至食管下部，也会造成恶心呕吐。两者作用下，大部分的孕妈妈都会经历孕吐这一糟糕的体验。不过出现孕吐反应的孕妈妈也不必担心，孕吐一般不会影响胎儿生长。

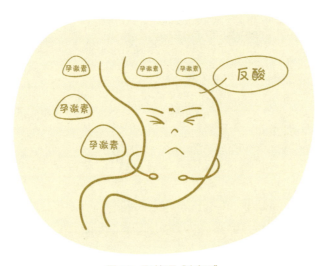

图 5-7 孕吐切忌 "吃多了"

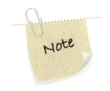

大多数孕妈妈的孕吐反应比较轻，且发生在孕早期。此时宝宝的体积还很小，即便妈妈摄入的食物量变少，胚胎也会从母体中优先获得发育所需要的足够养分，因此不必强迫孕妈妈进食。

如何能缓解孕吐

饮食调节 | 选择低脂、高蛋白、高能量、易于消化吸收的食物，如低脂酸奶、面包等，避免重油腻、重气味、辛辣的食物。饭后不宜即刻躺下，以免胃酸反流造成恶心呕吐，可以刷刷牙、漱漱口。

少量多餐 | 每次不要多吃，但在感到饥饿前或饥饿时立即进食，可以每两小时加餐一些坚果、水果、苏打饼干等，睡觉前可以喝一杯牛奶。

尝试酸味食物和生姜 | 带有酸味和姜味的清爽食物有助于缓解孕吐，同时还可以帮助开胃，如酸梅、柑橘、番茄等，也可喝少量的碳酸饮料，如柠檬汽水，或闻闻新鲜柠檬、薄荷的味道，但山楂等刺激性强的食物尽量少吃。

远离不适的环境 | 比如高温闷热的房间、油烟味、鱼腥味，避开会加重恶心呕吐的食物。

维生素的补充 | B 族维生素不仅能缓解孕吐，还能改善精神状态，改善贫血，增进免疫系统和神经系统功能。可以选择香蕉、马铃薯、胡萝卜、核桃、菠菜、瘦肉、鸡蛋等食物。如需以药物形式补充，则应在医生的指导下服用。

（图 5-8）

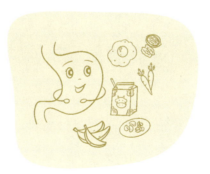

图 5-8　多吃富含 B 族维生素的食物

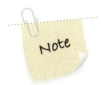

中医小妙招：按摩内关穴可缓解孕吐，内关穴位于手腕内侧第一条横纹中央直上 2 寸（约三只手指宽）的中心点，两只手上都有这个穴位，每天用大拇指指腹沿着手腕上下方向按揉该穴位 100 次，以感到酸胀为度，可以有效缓解孕期呕吐。

与孕早期常见的恶心呕吐不同，妊娠剧吐是指孕妇在妊娠早期出现频繁恶心呕吐，多见于年轻初孕妇。最开始是早孕反应，之后逐渐加重，发展至妊娠剧吐，可因肝肾功能受损出现黄疸，若病情继续发展，患者可出现谵妄、昏迷状态。

07

孕吐严重，
出现什么情况需要就医

当出现以下这些情况时，应立即就医：①严重的恶心或呕吐，呕吐物中常带有胆汁或咖啡渣样物，同时已经超过 8 小时不排尿或尿液颜色非常深（像浓茶一样的颜色）；②孕妈妈消瘦异常，24 小时不能进食、乏力、虚弱、心跳加速、呕血、腹痛、发热（38℃及以上）、小便疼痛（或尿血）、排尿困难等。如果家属还能闻到孕妇嘴里有"烂苹果"的气味，代表情况已经非常严重，应立即就医（图 5-9）！

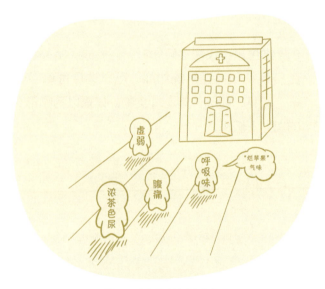

图 5-9 患者酮症酸中毒的表现

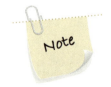

第六周

如何安排工作

这一周胚胎正在子宫内迅速生长，长度约 0.8cm，看起来像个"小蝌蚪"。胎儿的头部以及呼吸、消化、神经等系统的器官开始分化，面部器官基本成形。肾和心脏等器官也已形成，心脏开始"扑通扑通"地跳动，心率高达 150 次 /min，心脏血管开始具有运送全身血液的能力。

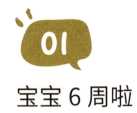

宝宝 6 周啦

胎儿的神经管开始连接到大脑和脊髓，消化管道正在慢慢成形，胃和胸也开始发育，从 B 超可以清晰地看见孕囊（图 6-1）。

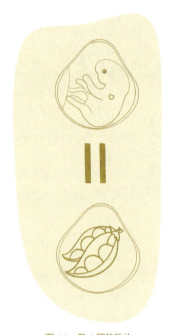

图 6-1　孕 6 周的胎儿

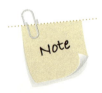

温馨提示 这个时期孕妈妈不要做过重的体力劳动，应避免性生活。如果出现下腹坠痛、阴道少量出血等异常情况，有可能是流产或异位妊娠的先兆，应立即去医院就诊。

孕妈妈可以提前了解从孕期产检到产后坐月子期间的费用支出，包括报销条件、生育津贴、保险待遇等相关问题（图6-2）。

一般来说，产假是 98 天 +60 天（生育假）+15 天（难产假）+15 天（多胞胎每多一个），因为各地区的政策不同，具体的产假时间可能会有浮动。上班的孕妈妈需要了解本单位关于孕产假的相关规定，提前做好准备。

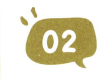

02 生孩子的费用和产假安排

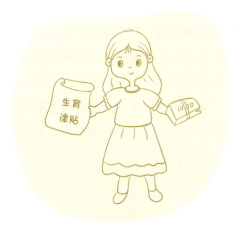

图 6-2　报销和生育津贴

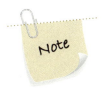

温馨提示 什么时候休产假最合适？这个问题没有绝对的答案，可根据个人的身体状况、工作性质、交通情况、自身的承受能力等因素进行综合考虑。

怀孕后还继续工作的孕妈妈应注意自己工作的环境，如果长时间待在有害环境中，会不利于胎儿的生长发育。那么，孕妇不适合在哪些环境中工作呢？

03　我的工作环境安全吗

刚装修好的办公环境 | 刚装修好的办公室如果没有经过数月通风，可能会导致污染加重。孕妈妈如果在这样的环境中长时间办公，很可能会影响胎儿的发育。

噪声污染 | 孕妇长时间处于噪声的环境中，会影响胎儿的听力和智力的发育，同时，有很大可能会引起妊娠不良结局。

化学污染 | 化学有毒物质有致畸、致癌作用，会严重危害孕妇自身和胎儿的健康。当有毒物质在空气中的浓度超过卫生标准时，孕妇不宜在此环境下长时间工作。

有辐射危险的工作 | 如医院的放射科、单位的计算机房等。因为X射线对孕早期的影响最大，会导致胎儿发育障碍或畸形，所以孕妈妈尽量不要在这样的场所工作。

温馨提示

打印机在使用中会形成臭氧和大量的粉尘，孕妇在有打印机的环境里长期工作，也可能会出现头晕、恶心、咽喉肿痛、呼吸不畅等不适症状，应尽量远离打印机并保持打印室空气流通。

孕妇是发生静脉血栓的高危人群。由于孕期雌激素水平增高，血液一般呈高凝状态，加上孕期营养优越、相对活动减少，血液流动相对较慢，更容易导致血栓形成。妊娠晚期，孕妇常会出现踝部、小腿下半部轻度水肿，休息后可消退，属于生理现象；同时由于增大的子宫压迫下腔静脉造成股静脉压力增高，部分孕妇会出现静脉曲张。如果孕妈妈上班期间经常久坐不动，可能就会出现小腿肿胀、轻微疼痛等下肢不适症状，这是下肢血液回流不畅引起的初期现象，也许血栓正在悄悄形成（图6-3）。

04

上班久坐不动，会容易得血栓吗

那么，该如何避免和缓解呢？孕妈妈在工作之余可以增加下肢的活动，比如做一些简单的舞步、孕妇体操等。同时，注意孕期合理膳食，避免血液高凝状态。工作时可以适当抬高小腿（图6-4），做做小腿按摩；也可根据个人情况使用医用静脉曲张袜，缓解血液回流不畅。

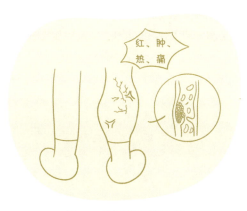

图 6-3　静脉曲张和静脉血栓

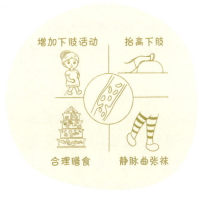

图 6-4　垫高小腿

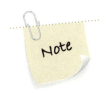
Note

温馨提示　需要长时间坐着办公的孕妈妈可以利用倒水、上厕所和午间休息的时间站起来活动一下，也可在办公休息区做一些简单的孕期运动。

用人单位不可以无故辞退怀孕的职工，相关法律法规对此有明确保护。

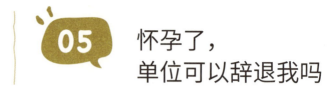

05 怀孕了，单位可以辞退我吗

《中华人民共和国劳动合同法》中有着一系列对怀孕女职工的权利保障。

第四十二条第四款规定，女职工在孕期、产期、哺乳期的，用人单位不得依照本法第四十条（非过失性解除）、第四十一条（经济性裁员）的规定解除劳动合同。

第四十五条规定，劳动合同期满，有本法第四十二条规定情形之一的，劳动合同应当续延至相应的情形消失时终止。也就是说，孕产女职工的劳动合同应顺延至哺乳期结束才可终止。

《中华人民共和国劳动法》第六十一条规定，不得安排女职工在怀孕期间从事国家规定的第三级体力劳动强度的劳动和孕期禁忌从事的劳动。对怀孕七个月以上的女职工，不得安排其延长工作时间和夜班劳动。

《女职工劳动保护特别规定》第五条规定，用人单位不得因女职工怀孕、生育、哺乳降低其工资、予以辞退、与其解除劳动或者聘用合同。

那么，是不是意味着处于孕期、产期、哺乳期的女职工就拿到了"免炒金牌"呢？非也。孕期员工也需要严格遵守单位的规章制度，认真完成自己的本职工作，如因身体不适需要请假就诊，也应规范履行请假手续。

温馨提示
怀孕期间请假也要遵守程序。考虑到孕期女职工身体情况的特殊性，相关法律法规有特别的保护性规定，如产检视为正常出勤，且不同于请事假，无须单位批准，只需尽到告知义务，并提供请假单及产检证明照片；如有身体原因，单位应根据医疗机构的证明适当减轻劳动量。但相关权益的享有，仍须以正常履行请假、销假手续，遵守单位相关规章制度为前提。

现在，乘坐飞机是出远门最快捷便利的方式，但怀孕后能坐飞机吗？坐飞机会对宝宝造成影响吗？相信很多孕妈妈都有这样的疑问。

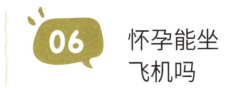

06 **怀孕能坐飞机吗**

《中国民用航空旅客、行李国际运输规则》规定，孕妇乘机，应当经承运人同意，并事先作出安排。

各大航空公司对于孕妇乘机的要求略有不同，建议孕妇出行前查询前航空公司官方网站进行确认。如中国东方航空对于孕妇的乘机要求如下

怀孕不足 32 周的健康孕妇，可按普通旅客运输。需要带好孕期的连续病历或经医院盖章的孕妇保健手册（大卡）复印件，以及医生签名（章）并盖章的孕周证明、B 超单等检查材料或医院电子检查报告。

怀孕超过 32 周但不足 36 周的孕妇乘机，须提供在乘机前 72 小时内由医院盖章及医生签名开具的《诊断证明书》（图6-5）原件及大卡复印件。《诊断证明书》的内容应包括旅客姓名、年龄、怀孕时期、预产期、航程及日期、是否适宜乘机，以及在机上是否需要提供其他特殊照料等。如无以上材料，承运人有权不予承运。

为了孕妈妈和胎儿的安全，如乘机时怀孕 36 周（含）以上；预产期在 4 周（含）以内；有早产症状；预产期临近但无法确定正确日期，但已知为多胎分娩或预计有分娩并发症等，航空旅行就不适合了，建议选择其他方式出行。

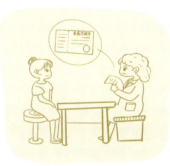

图 6-5 医院诊断证明书

孕妈妈什么时期坐飞机会相对安全呢？一般认为怀孕中期（妊娠 13～27 周）是乘坐飞机出行的最佳时段，此期间早孕反应带来的不适已逐渐消失，流产风险也很低，可以享受旅行。

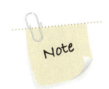

温馨提示

乘坐飞机时，孕妈妈可以选择靠过道的座位，方便起身活动；去卫生间时，一定要站稳扶好，必要时可以让家属陪同；孕妈妈容易饥饿，可以在身边备一些小零食，如饼干、坚果等；可以在乘机时换上软底平跟鞋，再带一个软垫，撑腰、搭腿都会比较舒服。
在旅途中如果发生产科急症，如不明原因的腹痛宫缩、阴道出血、大量水样液体（高度怀疑羊膜破裂）等，应及时报告乘务员，请求帮助。

作息不规律是当代多数年轻人的通病，自然也是很多孕妈妈的烦恼。大家都知道熬夜不利于健康，对腹中的宝宝也没有好处，但有时候就是控制不住怎么办？

07 作息不规律，对宝宝有影响吗

医生建议，孕妈妈最好能在 21:30 躺下，22:00 进入睡眠状态。就算有特殊情况，也最好不要晚于 23:00 进入梦乡。以下方法也许可以帮助孕妈妈们调整生物钟

严格实行早睡早起 | 给自己定个闹钟，早上不要再睡回笼觉。

睡觉环境要适宜 | 舒适柔软的床褥、些许白噪声。

让身体微微疲劳 | 可以在晚餐后适当进行一些运动，让身体微感疲劳会睡得更香。

睡前不要刷手机、聊天、打游戏 | 这样做只会让大脑更兴奋。

孕早期就开始调整作息时间，到了孕中期便能逐步适应。

温馨提示

当然，我们也可以通过食物来改善

临睡前可以喝点牛奶或蜂蜜水，但不要太多量，避免夜尿频繁。

粗粮含有丰富的 B 族维生素和纤维素，有助于舒缓神经，帮助睡眠，比如红薯、燕麦、小米、玉米等，孕妈妈们白天可以熬点粗粮粥喝。

含钙高的食物可以预防晚上睡觉腿抽筋，比如虾皮、海带、紫菜等，孕妈妈可以多吃一些。同时，在天气晴朗的时候不妨多去户外走走，晒晒太阳，可以促进钙的吸收。

第七周

B 超里见到
宝宝啦

这个时期，宝宝已经又长大了些，约莫像个小橄榄。

宝宝 7 周大啦

此时胚胎已初具人的雏形，小尾巴正褪去，体节已全部分化，四肢分出。各系统进一步发育，脑部神经细胞已经向外延伸，形成基本的神经通路；五官正在形成。B 超下能清楚看到胎芽及胎心跳，胎囊约占宫腔 1/3 大（图 7-1）。

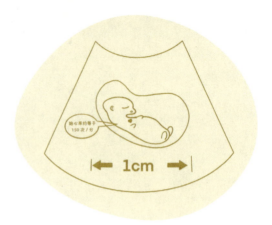

图 7-1　7 周大的胎儿

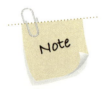

温馨提示　孕妈妈此时会出现一些生理性的变化，比如乳房增大、乳头颜色开始变深，阴道分泌物增多，恶心、呕吐、尿频等早孕反应也接踵而至了。

双胎可分为双卵双胎和单卵双胎两种。

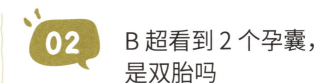

02 B 超看到 2 个孕囊，是双胎吗

双卵双胎指的是两个卵子分别与两个精子受精形成的双胎妊娠，这种类型约占双胎妊娠的 70%。胎盘多为两个，也可融合成一个，但血液循环各自独立。

单卵双胎指的是一个卵子与一个精子结合形成受精卵后分裂形成的双胎妊娠，这种类型约占双胎妊娠的 30%。根据分裂的时间不同，会形成下述四种类型（图 7-2）

双绒双羊 | 分裂发生在受精后 3 日内，约占 30%。会形成两个羊膜囊，中间隔有两层绒毛膜、两层羊膜。孕妈妈可以想象为宝宝住在同一楼相邻的两个屋子里。

单绒双羊 | 分裂发生在受精后约 4 ～ 8 天，约占 68%。两个宝宝所在的各自的羊膜囊间没有绒毛膜相隔。孕妈妈可以想象为宝宝住在同一屋檐下的两个房间里。

单绒单羊 | 分裂发生在受精后约 9 ～ 13 天，约占 2%。这时候两个宝宝共存于一个羊膜腔内，共用一个胎盘。可想象为宝宝住在一间房间躺在一张床上。

连体双胎 | 超过以上的分裂时间，宝宝会形成不同形式的连体胎儿，极罕见。

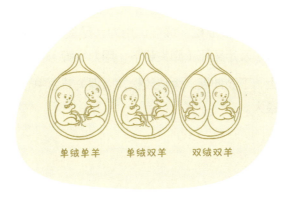

图 7-2　三种绒毛膜型

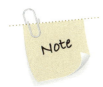

单绒毛膜型双胎并发症较多，其流产、胎死宫内的风险较高。因此，在妊娠早期进行绒毛膜型判断非常重要。根据绒毛膜型的不同，所需的孕期管理决策方案也不相同。与单胎孕妇相比，双胎产妇的产检次数更多，孕期监测更密切。

怀双胎的孕妈妈发生子痫前期、贫血、低置胎盘、孕期出血、早产、下肢水肿的风险相对更高，而这些并发症又会增加静脉血栓发生的风险[5]。另外，有些孕妈妈之前有过多次流产、死胎、采取辅助生殖技术受孕或因其他疾病做过大手术的既往史，也可能成为血栓风险评估的加分项。

03

医生说双胎有血栓风险，怎么办

当然，双胎妈妈也不必太过焦虑，应积极做好预防工作

- 避免长期卧床、久坐不动。
- 合理膳食，控制体重。
- 多喝水、多吃新鲜水果和蔬菜，因为当机体"缺水"时，血容量不足，血液流速慢，血流瘀滞，更容易发生血栓。
- 定期产检，根据产检动态评估风险，按需穿加压弹力袜，尤其是活动量较少、孕吐严重，甚至脱水的孕妈妈，必要时可在产科医生的建议和指导下适时使用低分子量肝素药物。
- 坚持做踝泵运动。

屈伸动作 | 平卧或坐位，双下肢放松，缓慢、用力、尽最大角度地足背伸（脚尖朝向躯体，用力勾脚）及足跖屈（脚尖朝下，用力绷脚），如此往复。

绕环运动 | 躺或坐在床上，下肢伸展，大腿放松，以踝关节为中心，脚360°绕环，尽力保持动作幅度最大。

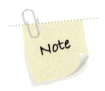

温馨提示 | 双胎妈妈是非常辛苦的，准爸爸应给予她们更大的鼓励和帮助。准爸爸可以多抽出时间，陪着双胎妈妈一起做运动，同时做好安全护卫工作。工作之余可多给孕妈妈做一些腰部和腿部按摩，减轻疲劳感，预防血栓发生。

双胎妈妈在孕期没有特殊并发症、胎儿发育良好且无其他不适症状的情况下，可以尝试适当进行运动。《双胎妊娠临床处理指南（2020 年更新）》中提到，没有证据表明卧床休息可以改善双胎妊娠的结局[6]。相反，孕期适当运动可以促进睡眠、缓解不适、调节情绪，也有助于胎儿的生长发育。

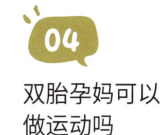

04

双胎孕妈可以做运动吗

值得注意的是，双胎妈妈的运动量与单胎妈妈可能没法相提并论，需要孕妈妈就自身情况灵活调整。适宜的孕期运动包括散步、孕妇体操、孕妇瑜伽、游泳等。可遵循表 7-1 判断运动量是否合适。

表 7-1　孕期运动量参考表

指标	运动量小	运动量大	运动量适宜
出汗	无汗	大汗淋漓	微汗
脉搏变化	无	加快，运动后 15min 不能恢复	加快，运动后 15min 能恢复
自我感觉	无	不适（头晕、眼花、胸闷、气喘、疲劳倦怠）	轻度疲劳
次日感觉	无	疲劳乏力	轻松愉快
脉搏监测	平均 < 170－年龄	平均 > 170－年龄	平均 =170－年龄
谈话	一点儿都不喘	上气不接下气，不能与同伴交流	微微气喘，但还能与同伴正常交流

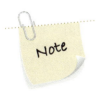

温馨提示　运动过程中出现任何不适，如呼吸困难、胸痛、头晕、持续头痛、阴道流血流液、胎动异常或出现规律宫缩等，都应停止活动，必要时立即就诊。

双胎妈妈确实需要摄入充足的营养来满足两个宝贝的生长发育。尤其是孕中、晚期，宝宝发育迅速，孕妈妈需要补充更多的蛋白质、维生素和矿物质，多吃鱼、鸡蛋、牛奶、瘦肉、豆制品、水果、蔬菜等，必要时可在医生的指导下服用营养补充剂。

若营养不足，孕妈妈容易出现贫血、缺钙等症状，宝宝也可能会发育不良。但是，在此提醒双胎妈妈也不要吃太多哦！科学合理膳食，才能避免出现妊娠糖尿病、高血压、生育性肥胖、巨大儿等（图7-3）。

05

怀了双胞胎，我是不是需要多吃点

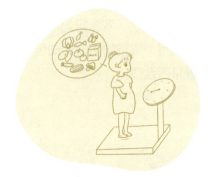

图 7-3 避免吃太多

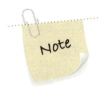

双胎妈妈的体重管理和单胎妈妈有所不同。一般来说，孕期体重增加应遵循以下原则：孕前体型瘦的要多增重，孕前体型胖的应少增重。具体指标可参考表7-2

表 7-2 孕期体重增长推荐表

类别	体重指数 /(kg·m⁻²)	单胎孕妇体重增长 /kg	双胎孕妇体重增长 /kg
过轻	< 18.5	12.5 ~ 18	暂无推荐范围
正常	18.5 ~ 23.9	11.5 ~ 16	17 ~ 25
超重	24 ~ 29.9	7 ~ 11.5	14 ~ 23
肥胖	≥ 30	5 ~ 9	11 ~ 19

美国国家医学科学院推荐[7]：孕前体重指数正常的双胞胎孕妇，孕期增重量应为 17 ~ 25kg；孕前超重的双胞胎孕妇，孕期增重量应为 14 ~ 23kg；孕前肥胖的双胞胎孕妇，孕期增重量应为 11 ~ 19kg。

从医学角度来说，双胞妊娠属于高危妊娠，更易发生流产、胎膜早破与早产，还容易并发贫血、妊娠高血压、羊水过多、妊娠期肝内胆汁淤积（intrahepatic cholestasis of pregnancy，ICP）、前置胎盘、胎盘早剥、产后出血等。随着两个宝宝越长越大，子宫腔压力也越来越高。特别是孕晚期，孕妈妈因子宫过大容易出现腰酸背痛、呼吸困难、胃部饱满、纳差、行走不便、下肢静脉曲张、水肿、痔疮发作等症状（图7-4，图7-5）。双胞妊娠的围产儿并发症也不少，比如早产、胎儿畸形、脐带脱垂、双胎输血综合征、选择性胎儿生长受限等。

06

怀双胞胎的妈妈和宝宝会不会更容易出现并发症

为保证安全，医生会根据妊娠情况建议双胎妈妈适时终止妊娠

单绒毛膜单羊膜囊双胎 | 建议分娩孕周为 32～34 周，也可根据母胎情况适当延迟分娩孕周。

无并发症及合并症的双绒毛膜双胎 | 可至妊娠 38 周再考虑分娩。

无并发症及合并症的单绒毛膜双羊膜囊双胎 | 在严密监测下，可至妊娠 37 周分娩。

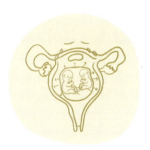

图 7-4 双胎孕妈妈的不适

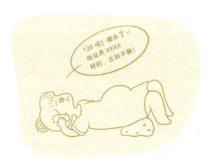

图 7-5 双胎孕妈妈更容易"破水"

温馨提示

双胎妊娠也是有机会顺产的哦！要根据两个宝宝的胎位、大小以及孕妈妈自身的骨盆条件、孕期症状等做详细综合的评估。如考虑阴道试产，需要做好阴道助产及第二胎儿剖宫产术的准备。

不是所有的胎儿畸形都可
以通过 B 超检查出来的。主要
原因可能有

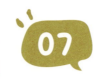

07

B 超能检查出所有的
胎儿畸形吗

产前超声诊断的局限性 | 产前超声只能排除 70% 左右的结构异常，有些畸形无法或很难发现，例如房间隔缺损、唇红缺损、小型隐性脊柱裂、腭裂等。

有些疾病在孕早、中期无异常超声表现 | 比如肾发育不良、肾盂积水、心脏横纹肌瘤、肛门闭锁、先天性肠闭锁或梗阻等。另外，母体腹壁及子宫肌层的条件以及胎儿的姿势，对异常的发现率也有影响。

因此，产前超声并不是万能的（图7-6），需要临床医生、孕妇及家属给予正确的理解。

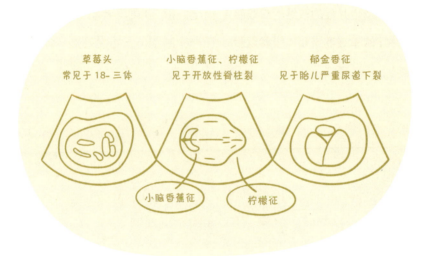

图 7-6 产前超声中常见的胎儿畸形

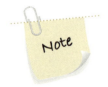

孕妈妈不必太焦虑，应正确积极地面对。一方面，绝大多数胎儿都是正常的；另一方面，超声筛查畸形尽管有其局限性，但也大大增加了发现异常的机会。只要按时产检，做好筛查，我们可以排除大部分重大畸形。

第八周

孕期检查项目

一转眼，肚子里的宝宝两个月大啦！别看这时的宝宝还只有一颗葡萄大小，实则胎形已定，可分出胎头、胎体及四肢，五官也更加明显，各种复杂的器官都开始生长发育。宝宝的皮肤像纸一样薄，血管清晰可见，是一个透明的小家伙，可以被正式称为胎儿啦！

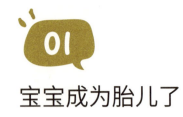

宝宝成为胎儿了

　　胎儿的脊椎、骨骼开始发育，腕关节、膝关节、脚趾也开始形成，宝宝带蹼的手指和脚趾已经清晰可辨。此时的宝宝像一颗跳动的豆子，会踢、会动、会伸直双腿，还能把手臂上下移动。

　　胎儿的内脏器官逐渐成形，心脏发育完全，肺、胃、肠道正在腹部发育，肾脏已经迁移到上腹部，肝脏会产生大量的红细胞。此外，生殖器雏形出现，但还无法分辨性别。

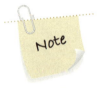

温馨提示

　　本周，孕妈妈的子宫已经差不多有拳头大了，其飞速扩张带来的腰酸、下腹痛、时感便意可能会出现（图8-1）。孕妈妈不必过于紧张，这恰恰说明宝宝正在茁壮成长，但如果发现阴道排出褐色分泌物、疼痛加重，需要立刻就诊。此时，你可能也发现牙龈较之前更容易出血和肿胀，所以要勤漱口，保持口腔清洁！

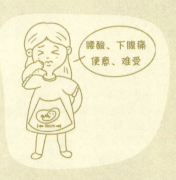

图 8-1　8周的孕妈妈和宝宝

怀孕以后需要做不少检查，目的是及时发现母亲或胎儿的异常情况，除一些常规的产科检查以外，还需要做一些有针对性的筛查。其中，甲状腺功能筛查（图8-2）是一项非常重要的筛查，能有效发现甲状腺功能异常，从而避免甲状腺功能异常给孕妇本身及胎儿造成的严重影响。

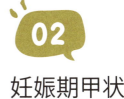

02

妊娠期甲状腺疾病的筛查

发现临床常见的妊娠合并甲状腺功能减退时，早产、新生儿低体重、死胎和流产等妊娠不良结局风险会增加。妊娠合并甲状腺功能减退对胎儿的神经和智力发育也可能有不良影响；孕妈妈如果未经治疗，妊娠早、晚期产科并发症，如子痫前期、胎盘早剥等也会明显增加。因此，一旦确诊甲状腺功能异常，须遵医嘱采取适宜的治疗。

另外，既往患有甲状腺功能减退的女性在计划妊娠时，也需要咨询医生，调整药物（主要为左旋甲状腺素）剂量，使促甲状腺激素（thyroid-stimulating hormone，TSH）控制在正常范围内，再行备孕为宜。

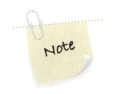

根据 2017 年中华医学会内分泌学分会推荐[8]：支持我国所有备孕或妊娠 8 周内的女性在有条件的情况下进行甲状腺指标筛查，包括游离甲状腺素、抗甲状腺过氧化物酶自身抗体和 TSH。已经患有甲状腺肿、甲状腺抗体水平高，或有甲状腺疾病家族史或"甲减"症状的准妈妈，则应在医生的指导下定期复检相关检查。

温馨提示

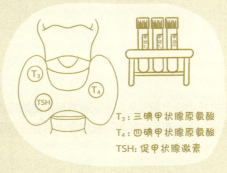

T₃：三碘甲状腺原氨酸
T₄：四碘甲状腺原氨酸
TSH：促甲状腺激素

图 8-2 孕期"甲功"必查

怀孕后身体的新陈代谢、激素水平都在上升，这些物质会在肝脏代谢，而后经肾脏排出体外，这意味着孕妈妈的肝肾工作负荷明显上升。因此，肝肾功能作为孕期常规检查有着重要的意义（图8-3）。

03

孕期肝肾功能检查有什么意义

孕期肝肾功能检查项目大致有：总蛋白、总胆红素、白蛋白、谷丙转氨酶、直接胆红素、肌酐、尿素氮等。

孕期肝功能检查中的谷丙转氨酶指标会略有升高，只要不超正常值两倍以上，轻度升高大多不需要处理，但如果出现指标异常伴随相应症状，孕妈妈就要引起重视了。怀孕期间肝功能异常对胎儿的影响与肝功能损伤的严重程度有关。如果肝功能只是轻微变化，考虑与怀孕期间母体肝脏负担加重、饮食摄入过量等因素有关，属于生理性改变，一般不会影响宝宝的正常发育。但是，如果肝脏功能出现明显异常，则多考虑是由妊娠合并病毒性肝炎或者肝内胆汁淤积等导致的肝功能损伤，这种情况会对宝宝的发育造成明显的不良影响，应当尽快查明引起孕妇肝功能明显异常的原因，并进行针对性的处理。

肾脏是人体内有毒物质代谢出人体外的器官。肾功能检查中的肌酐指标上升，意味着肾损害。如果肾脏出现问题，身体就无法进行正常的代谢，肾小球滤过率下降，尿素等身体不需要的物质无法排出，导致孕妇出现水肿、血压升高，进而影响胎儿宫内营养物质吸收，对胎儿的发育造成明显的影响。

因此，一旦肝肾功能检查出现问题，建议孕妈妈们及时去相关科室就诊，查明原因，对症治疗。尤其是原来就患有肝炎、肾炎或者其他疾病的孕妈妈，需要更加警惕，因为肝肾难以承受怀孕后沉重的负担，会使原有疾病加重。

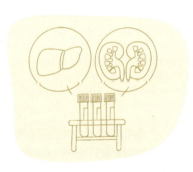

图 8-3　肝肾功能检查

温馨提示　在整个妊娠过程中，如果肝功能出现异常，不仅要服用药物进行治疗，同时在生活中也要特别注意，尽量不要熬夜，保持充足的睡眠，在饮食上也要注重荤素搭配，少吃油腻、刺激性的食物。

从怀孕三周开始，孕妇血液中的血小板及多种血浆凝血因子会增多，具有抗凝作用的活性物质降低，来自胎盘的纤溶抑制物增多，这属于正常现象，同时也为日后分娩时能及时止血做好准备。这反映在我们血液检查时凝血指标，如活化部分凝血活酶时间、凝血酶时间、凝血酶原时间、血浆纤维蛋白原等较怀孕前有所改变（图8-4）。

妊娠期间孕妇的血液会处于高凝状态，多是由生理性改变导致的，只要处于可控范围内都不必紧张。但是，如果孕妈妈平时小腿隐约持续胀痛，甚至已经出现妊娠期静脉曲张，去医院检查凝血时间大幅缩短或 D- 二聚体异常升高，都须引起重视。通常医生会加做下肢 B 超确认是否已有血栓形成，并根据结果进行处理。

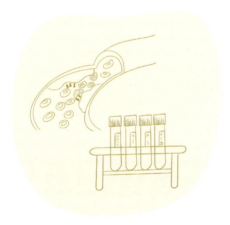

图 8-4　血管中的血液黏稠、堆积

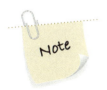

温馨提示

孕妈妈是下肢深静脉血栓的高发人群，通过凝血功能检查以及自身的伴随症状，都可以早期发现异常情况。那么，如何缓解或预防妊娠期静脉曲张呢？
• 适度温和的运动，避免久坐久站；
• 避免洗过烫的热水澡，这会让下肢因受热导致血管扩张，加重静脉曲张；
• 选择一双合适的医用静脉曲张袜，记得早上起床就穿上哦！

04

为什么要查
凝血功能

什么是 TORCH？即我们常说的优生五项，"T"指弓形体（toxoplasma），"O"指其他病原微生物（others），"R"指风疹病毒（rubella virus），"C"指巨细胞病毒（cytomegalovirus），"H"指单纯疱疹病毒（herpes simplex virus）。

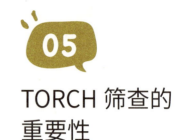

05

TORCH 筛查的重要性

TORCH 筛查之所以被称为优生五项，是因为母体感染这几种病毒后不会表现出特别的症状，一旦怀孕，潜伏的病毒会通过母婴垂直传播，对胎儿造成极大危害：孕早期容易造成流产和胎停育；孕晚期容易导致流产或胎儿发育异常。但孕妈妈不必过于紧张，需要记住的原则是：母亲感染并不一定发生胎儿宫内感染，胎儿感染也不一定发生严重后果。

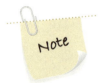

温馨提示

TORCH 筛查建议安排在孕前进行，若在孕前查出问题，可以有充分的时间调整；如果怀孕后查出问题，会使自己、家人及医生处于左右为难的境地。

尿常规检测基本可以分为
三部分：肉眼观察、化学检测
和显微镜观察。

孕期尿常规检查
——小检查，大作用

肉眼观察 | 主要观察尿液的颜色及清晰度，尿液通常是清澈透明的，颜色根据饮水的多少从深黄、淡黄到无色不等。

化学检测 | 主要包括尿比重、pH、白细胞酯酶、尿糖、尿酮体、尿蛋白、尿隐血等。

显微镜观察 | 当以上两部分出现异常时，就需要进一步对离心后的尿液进行尿沉渣镜检，常见的项目有红细胞、白细胞、上皮细胞等。

　　由于尿液标本的留取方式、孕妈妈的饮食、服用的药物等都会造成尿液中成分的改变，因此发现异常时医生通常会仔细询问病人情况，必要时需进行尿常规复查，以判断孕妈妈的身体情况是否有异。

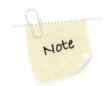

温馨提示

如何正确留取尿标本？
护士姐姐在分发容器时会交代留取清洁中段尿，其中包含两层意思：第一，留取的容器必须干净，医院会提供一次性清洁尿杯；第二，由于女性特殊的生理结构，阴道口距离尿道口很近，阴道中的分泌物很容易污染尿液，因此建议孕妈妈在留取标本前，最好先自行清洁外阴，解去前一段尿液，留下中间的一段尿液即可。留取后注意及时放到指定位置，方便医务人员尽快送检，保证检验结果的准确性。

孕早期的妇科检查通常包括：检查子宫和宫颈形态、阴道黏膜状态、宫颈分泌物及宫颈细胞学检查（图8-5）。

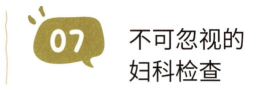

07 不可忽视的妇科检查

宫颈分泌物检查一般是对白带进行检查，包括 pH、阴道清洁度、阴道毛滴虫、假丝酵母菌、淋病奈瑟球菌和沙眼衣原体等。

宫颈细胞学检查主要有液基薄层细胞学检查（thin-prep cytology test，TCT）和人乳头瘤病毒（human papilloma virus，HPV）检测。一般在孕12周进行，孕前12个月未检查者对此更要重视。

妇科检查的目的，一是通过白带检查了解有无妇科炎症；二是通过肉眼观察及 TCT 结果等查看宫颈有无异常病变；三是看子宫大小与孕周是否相符。同时，妇科检查还会了解子宫是否存在畸形，如纵隔子宫、单角子宫等。子宫畸形会对之后胎儿的生长发育，甚至分娩造成不良影响。由于孕晚期胎儿增大，有时候在 B 超下看不出子宫畸形，因此只有在孕早期及时发现才能加以干预。

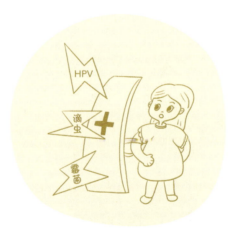

图 8-5　孕期妇科检查

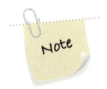

温馨提示　一听说妇科检查，很多产后的妈妈还会"谈之色变"，害怕上妇科检查床，更害怕那个叫做"鸭嘴巴"的器械。其实，医生和护士姐姐们都是很温柔的。各位孕妈妈一定记住，在做妇科检查时，放松再放松，根据要求摆好体位，这样能减轻疼痛、避免损伤哦！

第九周

口腔护理

虽然肚子里的宝宝还很小，但是现在的宝宝已经正式告别了"胚胎"时代，初具人形，成为真正意义上的"胎儿"了。

01 胎儿发育：
初具人形

从现在开始一直到孕中期，将会是胎儿迅速发育的时期。现在的宝宝头很大，占整个身体的一半，已经能分辨出眼、耳、鼻、口、手指及脚趾，四肢也已具雏形，皮肤像纸一样薄，血管清晰可见，心脏已形成（图9-1）。身体内各种复杂的器官都在生长发育。

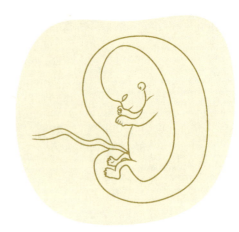

图 9-1　胎儿初具人形

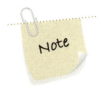

孕妈妈的子宫随着胎儿的发育，正在迅速地扩张，部分妈妈可能会偶尔感觉到腹部疼痛。此外，由于子宫增大会压迫膀胱，大部分孕妈妈会出现排尿频率增加的情况。

在妊娠期，孕妈妈处于特殊的生理变化中，多种因素可造成口腔环境不洁，比如进餐次数和餐间零食次数增多、早孕反应引起呕吐等[9,10]。此外，孕期口腔软组织因激素影响敏感度增高而容易发生炎症，也增加了孕妈妈保持口腔清洁的难度。

02

我有蛀牙
怎么办

如果孕期发生蛀牙，需要加强口腔卫生，注意每天刷牙两次，使用软毛牙刷和含氟牙膏，限制含糖食物，饭后漱口，适时使用牙线等。必要时选择母体处于相对稳定的孕中期进行治疗，避免因剧烈牙痛而诱发流产和早产。

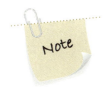

咀嚼无糖口香糖可减轻孕期口干燥症或流涎症。
吃完水果后要及时漱口，避免水果残渣长时间存在于口腔中，以减少水果中含有的发酵类物质对牙齿的腐蚀，避免孕期龋齿加重或其他口腔疾病的发生（图9-2）。

温馨提示

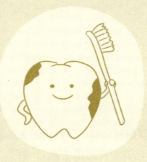

图 9-2　龋齿

孕妈妈需要积极进行孕期的口腔护理，预防龋齿的发生。一般可采用水平颤动刷牙法，即"巴氏刷牙法"。

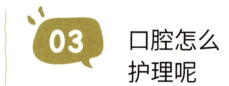

03 口腔怎么护理呢

首先，选择软毛牙刷。其次，为保证每个牙面都有足够的拂刷时间，每次刷牙时间应不少于 3 分钟。同时，为了控制牙菌斑，保持口腔卫生与口气清新，至少每天早晚各刷牙一次。另外，建议使用含氟牙膏（图 9-3），牙刷应 2～3 个月更换一次，学会使用牙线清除牙齿邻面间的菌斑和软垢，餐后温开水漱口，以清除饭后食物残渣[11]。

除了日常的口腔护理，孕妈妈还可定期咨询专业的口腔医师，做到牙齿相关疾病的早发现、早治疗。

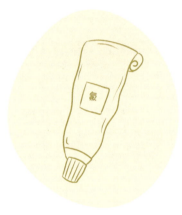

图 9-3　使用含氟牙膏

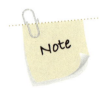

Note

温馨提示　孕期饮食结构对口腔健康具有重要影响。孕妈妈应注意调节自身的饮食习惯，均衡营养，多食用纤维素含量高的食物，适量补充维生素 D 与钙，禁烟、禁酒，限制糖类食物的摄入，可选择咀嚼木糖醇口香糖。

都说牙疼不是病，疼起来真要命。如果孕妈妈出现牙疼受不了，一定要及时就医检查（图9-4）。原则上在整个妊娠期不推荐拔牙，尤其在怀孕的前三个月和后三个月，建议最好不要拔牙。因为拔牙是一种创伤性操作，会产生疼痛刺激，这些刺激在怀孕初期容易诱发流产，孕晚期则易发生早产[12]。

对于不迫切的口腔治疗，比如洗牙、程度不深的补牙等，可以选择在孕中期（孕 14～27^{+6} 周）这一相对稳定的时段进行。特殊情况下，如口腔炎症反复发作、延迟治疗会对孕妇和胎儿造成不良影响时，可待局部炎症控制稳定后考虑拔牙治疗。

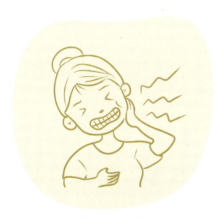

图 9-4　孕期牙疼

04

牙疼得受不了，能拔牙吗

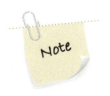
Note

温馨提示　孕妈妈在孕期若出现牙疼受不了的情况，千万不能硬扛。孕妈妈若有口腔问题，吃不好睡不香，宝宝的营养也会摄入不足，进而影响胎儿的发育成长。所以，孕妈妈出现牙疼时，需要及时找专业的口腔医生进行治疗，由医生评估是否立即进行治疗还是适当延后。

孕妈妈可以使用漱口水，但是要记得只能选用普通类型的漱口水，而非医用漱口水。如果孕妈妈在孕前没有使用漱口水的习惯，那么妊娠期也不必特意使用，每天早晚刷牙，饭后及时用温水漱口即可。

05

要不要买漱口水及如何正确使用

漱口水最好选择在进食结束后立即使用，这样可以有效冲刷牙齿上的细菌以及食物残渣，避免口腔细菌滋生。使用漱口水前，应先用清水清洁口腔，再用漱口水漱口。正确方法为：先含清水在口中，连续鼓动两颊与唇部数次，使清水在口腔内充分与牙齿、牙龈接触，并利用水力反复冲洗口腔各个部位，以清除存留在口腔和齿缝处的食物残渣和软垢，然后吐掉清水，再将漱口水含入口中，同样鼓动两颊和唇部数次（30～60s），最后吐掉漱口水。漱完后无须再用清水漱口。

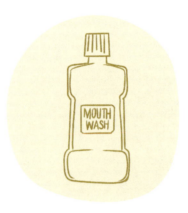

图 9-5　孕期漱口水不是必须用

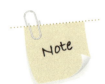

外用漱口水不能吞服，更不能代替刷牙。若长期使用漱口水而不刷牙，容易造成牙齿表面牙菌斑堆积，从而损害牙齿和牙周。不宜长期或频繁使用含有抑菌成分的漱口水，特别是长期使用同一品牌或同一类型的漱口水，容易导致口腔内菌群失调。

需要说明的是，漱口水对孕妈妈而言并非绝对必要（图9-5）。保证每天使用含氟牙膏刷牙2次，饭后漱口，每天至少使用一次牙线，对促进孕期口腔健康更加重要。

很多孕期女性会出现牙龈出血或牙齿松动，可能是发生了妊娠期牙龈炎。牙龈炎是孕期最常见的口腔感染性疾病，主要表现为牙龈出血、牙龈肿痛，严重时可发展为牙周炎，孕期牙周问题严重时还会使牙齿周围骨质受到破坏，导致牙齿松动。

06

孕期牙齿爱出血、会松动怎么办

这可能与孕酮和雌激素水平上升有关，影响牙周组织（如牙周膜和牙槽骨）的稳定，使牙龈组织炎症加重或出现牙齿松动。这种情况下，牙齿松动一般为暂时性的，分娩后随着激素水平的恢复会逐渐缓解（图9-6）。此外，怀孕早期很多孕妈妈会出现早孕反应，表现为反酸、呕吐，这些反应也给口腔卫生带来压力。由于孕妈妈的口腔长时间处于酸性环境，牙齿很容易出现问题。

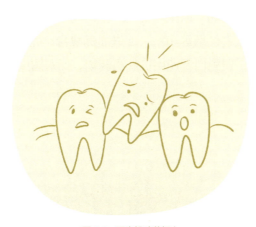

图 9-6　牙齿松动莫担心

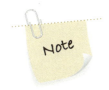

温馨提示　建议牙龈出血或牙齿松动的孕妈妈，平时在饮食上应当注意，不要吃生冷、辛辣、油腻、刺激性的食物，要吃一些温热、易消化、清淡的食物，注意蔬菜水果的摄入，平衡膳食营养，认真刷牙漱口，维护好口腔卫生。出现牙龈问题时，需要及时就医，医生会根据孕妈妈的情况确定相应的治疗方法。

生活中有不少孕妈妈会出现口腔溃疡，也就是口腔黏膜发生病变。牙龈、软腭、嘴唇等黏膜部位都有可能发生溃疡，引起口腔疼痛不适（图9-7）。

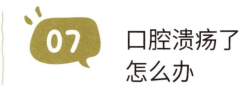

07 口腔溃疡了怎么办

发生口腔溃疡的孕妈妈，要保持良好的心态。饮食上注意保持营养均衡，多吃富含维生素的蔬菜水果、多摄入全谷物、不吃辛辣刺激性食物、不吃过烫的食物、保证充足的饮水量。还要特别注意保持口腔卫生。

当然，除了上述措施，很多孕妈妈还会考虑使用药物来促进口腔溃疡的愈合，但出于对胎儿健康的考虑，对所用药物又会产生顾虑。其实，口腔溃疡是一种自限性疾病，疾病在发生发展到一定程度后，靠机体调节能够控制病情发展，并逐渐恢复痊愈。所以针对轻度口腔溃疡，无须药物治疗，可以通过日常饮食和生活作息来调整，尽量不要熬夜。如果出现严重的口腔溃疡，应当在咨询专业医生之后选择用药，避免自行盲目用药。通常建议局部用药，尽量避免全身性用药，以免对胎儿产生影响。一般来说，创伤性和复发性口腔溃疡可以局部使用西瓜霜或锡类散等药物，促进溃疡愈合；而疱疹性口腔溃疡属于病毒感染，建议尽早去医院就诊，避免自行使用抗病毒药物，而对腹中胎儿造成不必要的伤害。

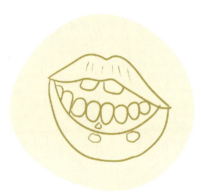

图 9-7　孕期口腔溃疡

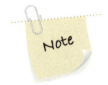

温馨提示

口腔溃疡往往会造成口腔的疼痛，使孕妈妈进食困难或食欲减退。此时应当注意，仍需要保持一定的进食量，可以多吃一些清淡、易吞咽的食物，注意饮食的均衡，可增加 B 族维生素和维生素 C 的摄入量，以增强机体免疫力，促进溃疡愈合。

第十周

孕期休闲时光

从今天开始，胎儿长出了鼻子和眼睛，是不是很神奇？胎儿变成了标准的小人儿，长度有 4cm 左右。

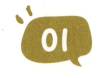

01 胎儿发育：
真正的胎宝宝

我们能通过 B 超清晰分辨宝宝的五官，其面颊、下颌、鼻子、眼睑及耳廓已发育成形（图 10-1）；身体大部分器官也处于发育阶段，胳膊和腿已经很清晰了，手指和脚趾也开始分开，根根分明；各器官开始分化，肾脏、肠道、肝脏和大脑都开始发挥作用。

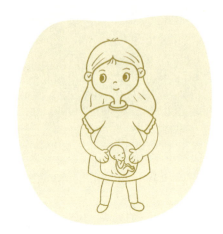

图 10-1　真正的胎儿

Note

温馨提示 由于胎儿在这一周开始迅速生长，孕妈妈会自觉腹部紧张感，腰也开始变粗了，乳房也开始增大了。这个时期建议孕妈妈不要穿紧身的衣服，要选择舒适、全棉的内衣裤，根据不同的孕周，适当调整内衣裤的型号。

音乐胎教是孕妈妈在怀孕期间通过音乐促进胎儿生长发育的过程。人类的大脑都有与生俱来的音乐能力，音乐对人类的影响，从子宫里就开始了。和谐优美的音乐，能够增加孕妈妈和胎儿之间的感情，改善孕妈妈的情绪状态，促进胎儿的大脑发育。那么，胎儿喜欢听什么样的音乐呢？

02

宝宝喜欢什么样的音乐呢

孕期的不同阶段，选择的音乐可以有所区别。在怀孕的前 15 周，胎儿还没有听觉功能，孕妈妈可以选择自己喜欢的乐曲，风格以轻快、舒缓、愉悦为宜，避开嘈杂、吵闹、激烈、亢奋的音乐，还可以随着音乐表达的意境进行放松与冥想，由悦耳的音乐联想到具体的画面，愉悦身心，以缓解早孕反应带来的不适。

第 15～20 周宝宝开始有听觉功能，28 周时则对声音刺激有充分的反应。首先，可以选择多元化的音乐，尽量选择轻松活泼、充满诗情画意的乐曲，也可以选择一些专业的胎教音乐。其次，可以进行准爸妈哼唱法，也就是准爸妈们可以唱歌给胎儿听。怀孕时期，准爸妈温柔的说话声可以刺激胎儿的听觉发育，也可以增进胎儿的舒适感。胎儿在母亲肚子里便开始记忆母亲甚至父亲的声音。胎儿虽有听觉，但不能开口唱，孕妇可以想象自己腹中的小宝宝会唱，可以从音符开始，然后教一些简单的歌曲，通过反复教唱，使胎儿产生记忆印迹。

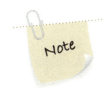

宝宝更加喜爱磁性的男性声音，准爸爸可以一边抚摸准妈妈的腹部，一边哼唱给胎儿听（图 10-2）。同时，音乐的音量不宜过大，要保证声音控制在安全范围内，即 60dB 以下，2 000Hz 以内，也不宜将录音机、收音机等直接放在孕妈妈的肚皮上，孕妇距离播放器应在 1.5～2 米。此外，音乐胎教不是听得时间越长越好，宝宝也需要休息，每次最好不超过 30 分钟，一天 1～2 次。

温馨提示

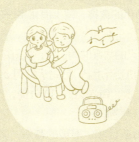

图 10-2　爸爸妈妈一起做音乐胎教

不少孕妈妈都遭遇过失眠的困扰，不是睡不着就是睡得不踏实，想要保证孕期睡眠质量实在是一件令人头疼的事。

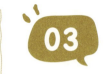

03 睡不着，睡不好，夜里多梦怎么办

怀孕期间睡不好的原因有很多，一方面，由于孕期体内激素的改变、体型的变化，以及妊娠早期出现的一些早孕反应，如恶心、呕吐、尿频等影响了孕妈妈的睡眠质量（图10-3）；另一方面，如果孕妈妈对胎儿发育及怀孕过程过于担忧和焦虑，也易诱发失眠。

还有一些孕妈妈没有养成良好的生活习惯，平时经常熬夜导致睡眠节律紊乱，从而影响睡眠质量。了解了这些因素，孕妈妈们就可以根据自身状况调整和改善自己的睡眠质量啦！

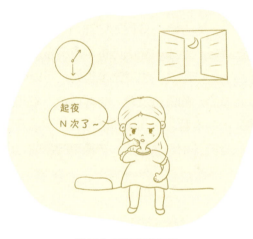

图 10-3　孕期容易睡不好

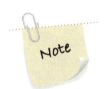

保持健康生活方式，避免接触烟草、酒精、放射线、噪声等不良因素。饮食规律、营养均衡。晚餐应尽量吃清淡、易消化的食物，减少消化系统的负担，睡前避免喝太多的水，减少夜间如厕次数。

养成规律的睡眠习惯，控制白天的睡眠时间，营造良好的睡眠环境。

适当进行锻炼，循序渐进地增加运动量，可先从每周 3 次、每次 15 分钟的低强度运动开始，增加到每周 4 次或每天 1 次、每次 20～30 分钟。可以选择一些低强度的有氧运动，如散步、游泳、跳舞、瑜伽、孕妇操等。

学会心理调节，放松自我。聆听优美、舒缓的音乐，多和准爸爸交流，和朋友们倾诉心事，都可以疏解压力，放松心情，营造一个良好的孕期睡眠氛围。

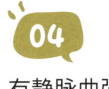

04

有静脉曲张，
要穿弹力袜吗

简单来说，静脉曲张是由于深静脉血液回流不畅而发生的浅静脉代偿性迂曲扩张。怀孕以后，由于体内激素变化导致血管壁扩张，再加上孕妈妈体内血容量增加，血管所承受压力变大。同时，随着宝宝的发育，迅速增大的子宫压迫盆腔静脉和下肢静脉，导致腹内压增大，对腹腔静脉也形成压迫，阻碍了下肢静脉的正常回流。于是，孕妈妈的腿部、会阴部血管内血液淤积，就会出现一条条紫色、蓝色的突出且弯曲的血管，这就是静脉曲张。静脉曲张形成后，孕妈妈会感到腿部肿胀、酸痛，甚至麻木和乏力（图 10-4）。

那么要如何缓解静脉曲张呢？记住：不要提重物；不要穿紧身衣裤和 3cm 以上的鞋子；不要久站或久坐，坐的时候切忌跷二郎腿；不要饮酒、吸烟；洗澡温度不要太高（应低于 40℃）；体重增长不要过快；多食用根茎类蔬菜，避免便秘，以防便秘导致会阴静脉曲张。至于要不要穿弹力袜，建议孕妈妈在咨询专业医务人员后选择合适的医用弹力袜，以改善下肢血液回流情况。

没有发生静脉曲张的妈妈也要积极预防，可以通过睡觉时尽量左侧卧位，尽量不长时间坐着或者站立，休息时垫高双腿，适当按摩腿部促进血液循环，来预防静脉曲张的发生。

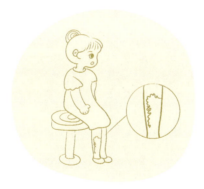

图 10-4　孕期出现静脉曲张

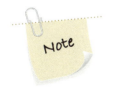

温馨提示

孕妈妈们需要根据自身的腿围选择合适尺码和类型的医用弹力袜。
穿着弹力袜期间，每天须脱去弹力袜半小时，观察下肢皮肤情况。
注意在穿脱弹力袜时，不要让首饰或指甲刮伤袜子。
清洗弹力袜可根据说明书要求和注意事项进行。

在如此快节奏的社会生活中，茶和咖啡已经成为现代人的"快乐源泉"，那么孕妈妈能否随心所欲地喝茶（或奶茶）和咖啡呢？答案当然是不能！"不能"主要是因为"咖啡因"。茶和咖啡中都含有咖啡因，如果摄入过多，可能会导致胎儿畸形、胎儿停止发育、流产等不良结局。另外要注意的是，不是只有咖啡中才存在咖啡因，在巧克力、茶饮料、奶茶中，咖啡因均占有一定比例（图 10-5）。

05

茶和咖啡还能继续喝吗

那么咖啡因的比例到底有多少呢？举个例子，350ml 的可乐大概含有 35mg 咖啡因，350ml 的茶饮料中大概含有 30mg 咖啡因。如果是慢煮的茶，咖啡因含量会更高。而咖啡根据不同的萃取方式，咖啡因含量也大不相同，比如 30ml 的意式浓缩就含有 40mg 咖啡因。孕前喜欢喝茶或喝咖啡的孕妈妈，在孕期仍然是可以继续喝的，但每天咖啡因的摄入总量须小于 200mg，尤其每天 16:00 以后，对刺激性饮料要坚决说"不"！

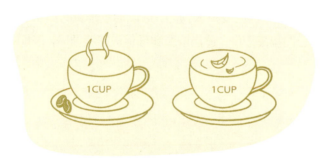

图 10-5　孕期适量饮茶和咖啡

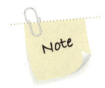

Note

温馨提示　对于本身不适合摄入刺激性饮料的孕妈妈们而言，不建议在孕期尝试喝刺激性饮料。如果孕妈妈在喝完茶或咖啡后，自觉心悸、心慌、胸闷或者彻夜难眠，那么下次就一定要管住嘴，千万不能"贪杯"。

孕早期，为促进子宫和胎盘的血管生成，以保障和维持胎儿的生长发育，体内的雌孕激素会迅速增加，这就会导致孕妈妈产生一系列的生理变化，比如恶心、呕吐、胃胀、便秘、尿频、乳房胀痛等。同时，孕妈妈们的情绪状态也会随着激素水平的改变而起伏波动，时而欢喜，时而忧愁，时而安静，时而暴躁。最先接受考验的就是准爸爸们了！

06

动手做点小甜品，让小日子更加甜蜜

那么，如何缓解孕妈妈的焦躁情绪呢？《小王子》里说："仪式感就是使某一天与其他日子不同，使某一个时刻与其他时刻不同。"准爸爸就在某个闲暇时刻和孕妈妈完成一次美妙的烘焙吧（图10-6）！不论是做戚风蛋糕、舒芙蕾松饼、巧克力马芬，还是曲奇饼干，重点是在烘焙过程中和孕妈妈尽情享受两个人在一起的快乐时光，帮助孕妈妈释放情绪。准爸爸们要明白一件事情，孕妈妈们最需要的就是陪伴和参与，准爸爸们一定要给予孕妈妈多多的关爱和关注！

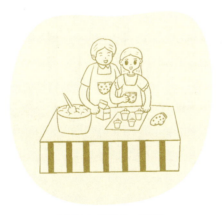

图 10-6　做甜品，心情好

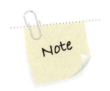

温馨提示　在这个过程中，最重要的是准爸爸妈妈能够获得开心和享受！不过需要提醒的是，甜品中含有较多的糖分和脂肪，要注意适量摄入。孕妈妈的开心时刻不仅仅是享用甜品的那一刻，更是那份做小甜品时来自爱人共同陪伴的"甜意"。

以末次月经的第一天起计算预产期，整个孕期大概有近10个月，40周，280天……整个孕期是一个动态过程，有惊喜、甜蜜的时刻，也有莫名想哭的时刻。那么，为何不把这些变化和经历，用手账或者视频的方式记录下来呢？

07

拍视频，写手账，记录孕期生活

写手账能及时把大脑中的压力转移到手账上，无形的压力变为有形，大脑也得以解放，从而调节心情、释放压力。孕妈妈使用手账可以将孕期的整个经历一一记录下来，当然还可以选择一些来自权威专家团队的孕期科普小知识，将其摘录于手账本中，这样记录的过程也是一种主动学习的过程。此外，还可以拍摄孕期生活小视频，记录孕期生活中的点点滴滴，以短视频或 vlog（视频网络日志"video blog"）的方式呈现生活，记录下孕妈妈与胎儿相处的朝朝暮暮，这些都将成为极其珍贵的回忆。等宝宝出生后的某一天回首再翻看时，可与家人一起感受自己与宝宝的成长与蜕变，体验做孕妈妈的幸福感（图10-7）。

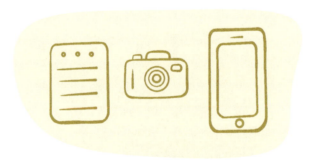

图 10-7　记录孕期生活

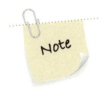

温馨提示　手账记录的形式和内容不必过于拘泥，重点是记录下来，可以采用时间顺序，比如按照孕期的各个阶段（孕早期、孕中期、孕晚期、分娩期、产后）进行记述；也可以按照产检日期或作为备忘录进行记录。记得写下胎儿的诸多"第一次"，并附上自己当时的感受和心情等，不要让宝贵的时刻"悄然溜走"。

我爱运动

这个阶段胎儿的身长和体重在不断增加，差不多是一颗小青柠的大小。小脑袋也越来越圆润，头身比也越来越协调，四肢、躯干会不断伸长，像一朵盛开的鲜花一样慢慢舒展开。胎儿在妈妈的肚子里像小金鱼一样动来动去，但因这时身长只有几厘米，所以孕妈妈还感觉不到胎儿的活动（图11-1）。

01

胎儿发育：
把握发育关键期

胎儿的血液系统、呼吸系统、内分泌系统发育迅猛。血液中的白细胞不断生成，到12周的时候，身体里就能产生淋巴细胞，成为抗体的主要来源。呼吸系统此时还没有建立，只能通过胎盘、脐带从妈妈血液中获取氧气，所以孕妈妈平时要早睡早起，保证自己和胎儿的健康。这个阶段，从超声检查中可以看到胎儿的胸壁扩张运动，这是胎儿在给未来出生后的自己建立肺呼吸提前进行锻炼呢。在内分泌系统方面，这个阶段的胎儿已经可以自己生成甲状腺激素了，甲状腺激素有助于胎儿身体各个组织器官的正常发育，尤其是大脑发育。但由于12周后胎儿的甲状腺对碘的蓄积高于孕妈妈，因此孕妈妈的碘剂补充一定要遵医嘱，科学合理地补碘。

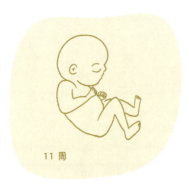

11 周

图 11-1　孕 11 周的胎儿

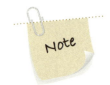

该阶段孕妈妈需要继续每天服用叶酸 400μg，以保证胎儿的中枢神经系统发育，预防出生缺陷（图11-2）。服用其他微量元素营养补剂应遵医嘱，切不可过量。饮食方面需要注意摄入含铁元素的食物，促进体内血红蛋白合成，保障胎儿的氧供。

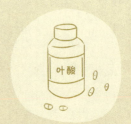

叶酸

图 11-2　补充叶酸很关键

——哎哟喂，你都怀孕了，还涂什么口红，要重金属中毒的！

——都做妈了，怎么不知道替孩子想想，你这个高跟鞋这么高，万一摔跤了可怎么办？

——快快，快把紧身裤换下来，你这条裤子这么紧，小孩在肚子里都长不开了。

——你还没到三个月，危险期都没有过，这些瓶瓶罐罐就不要用了吧……

02

职场工作，怎样能体面地见客户呢

这个不行，那个也不行！办公室孕妈妈们难道要素颜上班，"社死"职场吗？当然不是！美丽的主动权一直都掌握在孕妈妈自己手中。职场拒绝粗糙和邋遢，孕期也要继续精致体面地在职场展现自己的能力和风采。那么究竟应该如何打扮才能保证自身及胎儿的安全呢？

着装 | 孕早期，即 12 周（含）之前，由于子宫大小未超出盆腔，尚无法在腹部触及，所以孕妈妈的着装尚无特殊要求，但仍不建议穿着过度紧身的衣物，以免影响盆腔血供，应避免穿着鲨鱼裤、塑身裤、加压裤袜等。

外出鞋 | 高跟鞋虽美，但这时候还是听听婆婆和妈妈们的建议。研究表明，鞋跟越高，穿着时间越长，脊柱弯曲度越大，椎骨接触面越小，越容易损伤椎骨，出现颈肩痛或腰背痛。建议妊娠期女性穿着能够良好支撑足弓的低跟鞋。即使是非妊娠期女性，也建议穿着跟高 ≤ 5cm 的鞋子。

化妆品 | 考虑到职场的社交礼仪，大部分职场女性都会在工作中化妆以示对客户、同事及上级的尊重。但在这个特殊阶段，孕妈妈该如何权衡社交礼仪与宝宝的安全呢？虽然现有研究并未证实皮肤涂抹产品的全身性吸收程度，以及对胎儿是否具有损害性，但考虑到化妆品为增加颜色的着色效果及鲜艳程度会添加重金属等物质，建议可在工作会谈期间选择淡色系的口红、眼影，以及轻薄的粉底等，及时卸妆，减少化妆品在身上停留的时间。在成分选择上，首选无化学添加成分的产品（图11-3），如植物染料、蜂蜡等。指甲油及喷雾发胶因含有邻苯二甲酸，可能会对男性胎儿的生殖系统发育造成影响，因此不推荐使用。

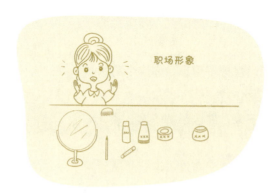

图 11-3　孕妇的职场形象也很重要

护肤品 ｜ 精致孕妈妈的另一个选择就是使用护肤品。由于功能不同，护肤品成分相比化妆品，范围更广、种类更多。在进行产品选择时，请孕妈妈避免选择_表 11-1 中的成分。

表 11-1　孕妇护肤品禁用成分

功效	成分
美白	氢醌、曲酸
祛痘	视黄酸类及其衍生物（视黄醇、视黄酸、视黄醛、视黄脂）、高浓度水杨酸（浓度 ≥ 2%）、果酸（浓度 ≥ 5%）
防晒	二苯酮类、甲氧基肉桂酸辛酯、3-(4- 甲基苯亚甲基)樟脑、对氨基苯甲酸

温馨提示　第 5 ~ 11 周是胎儿组织器官发育的敏感阶段。因此，这一阶段孕妈妈应尽量避免使自己暴露在不良因素中，包括物理因素：孕期做 X 线检查或 CT 检查；化学因素：使用含有化学或金属物质的药品，接触含有化学或金属物质的化妆品等。

妊娠期间，由于凝血因子增加、孕激素水平升高、子宫增大压迫下腔静脉和盆腔静脉，造成下肢静脉回流受阻，增加了孕妈妈发生静脉血栓栓塞的风险。有静脉血栓栓塞史、高龄（年龄 ≥ 35 岁）、活动减少（卧床时间超过 3 天）、肥胖 [孕前的体重指数（body mass index，BMI）≥ 30kg/m²]、接受辅助生殖技术的孕妈妈们是发生血栓的高危人群[13]。

03

多走多动，
避免血栓，
我该如何做呢

那么，孕妈妈该如何应对血栓呢？静脉血栓栓塞并非所有妊娠期女性都会发生，妊娠期女性在产检时，应配合医生进行多阶段的血栓风险评估。对于低风险孕妇，妊娠期间应保持日常活动量，在无阴道出血、腹痛等的情况下，减少不必要的卧床；适当运动，建议每天进行 20 ~ 30 分钟有强度的有氧运动 (图 11-4)；合理饮食，避免过度肥胖，保证水分摄入充足，避免脱水。日常生活中常做足部屈伸动作，屈伸小腿和脚踝，以促进血液循环。高风险孕妇除遵循上述建议之外，还要尽可能穿弹力袜，并遵医嘱按时皮下注射小剂量低分子量肝素钠。

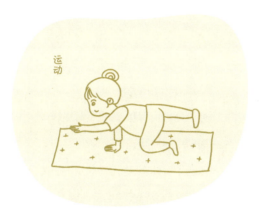

图 11-4　多走多动，避免血栓

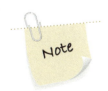

孕早期胚胎在宫内尚未完全稳定，如果在运动中出现以下情况，如呼吸困难、严重的胸痛、腹痛腹胀、阴道流血流液、持续的头晕或晕厥且休息后无法缓解、肌肉无力、小腿疼痛或肿胀等，应立即停止并前往医院就诊。

孕期坚持中低强度的有氧运动或抗阻运动有助于控制体重，促进阴道分娩。而瑜伽正是孕期进行有氧运动的最佳选择之一，孕期瑜伽也是很多孕妈妈比较偏爱的运动。瑜伽可以通过调整呼吸、改变姿势、拉伸韧带来放松并缓解紧张的肌肉，能够增加肌肉韧性、灵活度和耐力，改善下背部疼痛、睡眠质量和不适症状，增强盆底肌弹性，预防孕期及产后漏尿。孕期瑜伽的最佳时间是孕中期（孕 4 ~ 7 个月），具体时间可结合自身健康状态咨询产科医生或助产士。瑜伽的强度评估与其他孕期运动一致，但孕早期仍建议采取低强度的锻炼，每日 30 分钟，一周持续 5 天（表 11-2）。

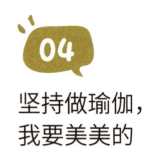

04
坚持做瑜伽，
我要美美的

考虑到瑜伽动作的专业性，建议孕妈妈在专业人员的陪伴下进行，以防出现运动意外或因姿势错误导致运动损伤。

表 11-2　孕期瑜伽的体式和效果

编号	体式	效果
1	简易坐式	有效增强髋部和膝盖的灵活性
2	坐立前屈式	刺激脊柱血液循环
3	猫式	伸展背部及肩膀，减轻腰背疼痛
4	牛式	缓解小腿抽筋、下肢水肿
5	山式站立	改善不良体态、稳定骨盆及下肢关节，增加盆腔及腹部空间
6	战士一式	缓解肩部及背部疼痛及僵硬
7	站立前屈式	放松腰背，伸展下肢及臀部
8	战士二式	增强四肢力量
9	金刚坐式	伸展背部
10	侧角伸展式	增强核心、腿部、手部力量
11	三角伸展式	增强腿部肌肉，缓解背痛
12	战士三式	增强腿部力量
13	女神式	增强腰、髋、膝和踝关节的活动范围，增强膝关节的灵活性
14	树式	加强腿部、背部和胸部的肌肉
15	花环式	拉伸腓肠肌、背部及颈部肌肉（图 11-5）

编号	体式	效果
16	鹰式	可以强健脚踝、消除肩部僵硬,可以预防小腿肌肉抽筋
17	犬式	促进头部血液循环
18	婴儿式	舒展髋关节及后背
19	半月式	伸展脊柱,舒缓背部,缓解坐骨神经痛
20	束角式	减轻坐骨神经痛,打开髋关节
21	英雄式	打开上下肢关节,促进关节部血液循环
22	骆驼式	刺激脊柱及脊柱神经,打开胸腔
23	倒箭式	改善血液循环,减轻静脉曲张引起的压力和疼痛
24	快乐宝宝式	增加盆腔及腹部空间
25	金莲花鱼式	控制呼吸,增强腰部肌肉
26	仰卧放松式	放松肌肉

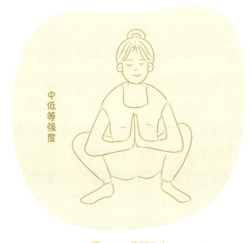

图 11-5　孕期运动

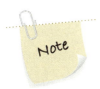

孕期瑜伽锻炼应在专业人员陪同指导下进行，术式的选择应考虑孕妇的自身运动基础。孕期运动禁忌证的孕妇不建议进行孕期瑜伽锻炼。

正常怀孕时，定期有氧运动可以维持或改善孕妈妈的体质和心肺功能，加强心理健康，降低与久坐不动相关的合并症风险。在没有任何禁忌证的情况下，孕期运动对孕妈妈及胎儿都是安全的，鼓励所有无禁忌证的孕妈妈在整个孕期进行孕期运动。对大多数孕妈妈而言，孕期运动不会增加自然流产或早产的风险，卧床休息也不会降低自然流产或早产的风险。若想在孕早期就开始运动计划，需要经卫生保健人员（如产科医生或助产士）的专业评估，包括是否存在可能增加母婴并发症及损伤风险的内科和产科因素，如病史、目前健康问题和用药、既往和现在的妊娠并发症，以及日常体力活动水平等，根据评估结果提供相应的运动处方。

05

我曾经流产过，这次怀孕还能运动吗

那么在什么情况下不建议孕妈妈进行孕期运动呢？

孕期运动禁忌证 | 严重的呼吸系统疾病、严重的后天性或先天性心脏病伴有运动不耐受、不受控制或严重的心律失常、胎盘早剥、控制不良的1型糖尿病、胎儿生长受限、早产、重度子痫前期、宫颈功能不全。

孕期运动相对禁忌证 | 轻度呼吸系统疾病、轻度先天性或后天性心脏病、控制良好的1型糖尿病、轻度子痫前期、未足月胎膜早破、前置胎盘、未经治疗或控制不佳的甲状腺疾病、有症状的严重进食障碍、营养失调、重度吸烟[医学上定义的"重度吸烟"是指吸烟指数≥400年支，吸烟指数定义为烟量（每天的支数）×烟龄（年数）]。孕期相对禁忌证者不应完全停止运动，而应调整活动频率、强度、时间和类型，建议门诊就诊时，根据医生的建议调整自己的运动规划。因此，即使是有过流产史的孕妈妈，只要不在运动禁忌证所述范围内，仍然可以开展孕期运动。

温馨提示

孕早期经医生评估适宜运动后，可进行低强度体力活动，包括步行和日常生活活动；中低强度有氧运动及抗阻训练，包括快走、游泳、固定自行车、慢跑、改良瑜伽和改良普拉提；中等强度抗阻训练，包括深蹲、弓步和俯卧撑、轻重量哑铃和阻力带练习。
不推荐在孕期的任何阶段进行有跌倒风险、需要跳跃或快速转变方向、仰卧姿势、高阻力或任何明显用力的运动：如足球、篮球、骑车、滑雪、滑冰、冰球、体操、高温瑜伽、仰卧起坐、水肺潜水等。

孕期由于促黑素细胞激素分泌增多，加之雌孕激素有黑色素细胞刺激效应，与孕前相比，孕妈妈在紫外线作用下更容易出现面部黄褐斑、晒斑及乳头、乳晕、腹白线等的色素沉着。那么，如何在孕期通过防晒减少紫外线导致的色素沉着，保持白白嫩嫩的肌肤呢？孕期能否使用防晒霜呢？让我们来一起定制属于自己的防晒攻略（图11-6）！

06

晒太阳，又要防晒，怎样才能"两全其美"

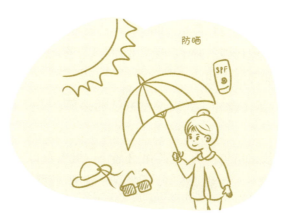

图 11-6　孕期防晒要做好

防晒霜

防晒霜成分的选择　目前市面上可以购买的防晒霜分为物理性防晒和化学性防晒两大类。物理性防晒是使用物理遮盖的方式，阻挡、反射或散射掉紫外线，使到达皮肤的紫外线量减少，来达到防晒目的。物理性防晒成分主要为二氧化钛及氧化锌，具有温和不刺激、安全性高的特点，适合婴幼儿、孕妇及敏感肌人群。化学性防晒是通过吸收有害的紫外线实现防晒。由于化学防晒剂分子会被皮肤吸收，因此吸收紫外线的过程发生在皮肤内部，并由人体代谢而清除。化学性防晒霜在涂抹后需要人体代谢，因此对于孕妈妈而言，其成分选择尤为重要。化学性防晒霜中如含 3-（4-甲基苯亚甲基）樟脑、二苯酮类、甲氧基肉桂酸辛酯、对氨基苯甲酸等成分，则不适合孕妈妈使用，需要在购买防晒霜时予以排除。推荐孕妈妈使用物理性防晒。

防晒指数的选择　考虑到防晒霜需要间隔一定时间后补涂抹，以及对皮肤的刺激性，建议选择 SPF30 左右为宜，在保障防晒效果的同时减少防晒霜产生的面部刺激，每 2 小时补涂一次。

防晒衣 / 防晒伞 / 防晒帽

与涂抹类的防晒产品相比，采用编织物阻隔紫外线（ultraviolet ray，UV）的方式具有更高的安全性及可及性。衣物的 UV 防护程度由紫外线防护系数（ultraviolet protection factor，UPF）界定，指某种织物遮挡太阳 UV 辐射的有效程度。在选择防晒衣或防晒伞时，可根据织物的 UPF 决定。UPF 为 15～24 表示防护效果好，UPF 为 25～39 表示防护效果非常好，UPF 为 40～50 表示防护效果极好。

防晒食物

维生素 C ｜ 可加速胶原蛋白合成，防止黑色素沉淀。代表性食物包括鲜枣、柑橘类水果、草莓、西红柿、土豆、孢子甘蓝、花椰菜、西蓝花、卷心菜和菠菜。

维生素 E ｜ 可减少黑色素形成，避免晒黑、长斑，以及延缓肌肤衰老。代表性食物包括谷物、坚果及植物油。

番茄红素 ｜ 具有强抗氧化能力。代表性食物包括番茄、胡萝卜、西瓜、木瓜及番石榴等。

β- 胡萝卜素 ｜ 是一种优良的抗氧化剂，可与维生素 E、维生素 C 相互协同作用。代表性食物包括胡萝卜、菠菜、生菜、马铃薯、番薯、西蓝花等。

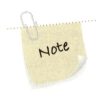

温馨提示

必要的日光照射有助于紫外线进入皮肤合成维生素 D，以促进钙的吸收。虽然现有的证据未报道使用防晒霜会显著抑制维生素 D 合成，但请各位孕妈妈不要过度追求白皙无瑕的皮肤，愉快地接受大自然对健康的馈赠，科学、安全、理性防晒！

运动是健康生活方式的重要组成部分。怀孕过程中，随着子宫慢慢增大，孕妈妈们会自觉关节酸痛，出现胸闷、头晕等症状。孕期运动通过加强身体肌肉力量缓解疼痛、减轻关节水肿，还可控制体重过度增长、预防孕期并发症，保障母婴安全和健康。在没有任何禁忌证的情况下，孕期运动对孕妈妈及胎儿是安全的，所有无禁忌证的孕妇在整个孕期都能够进行孕期运动。

07

运动的时候要注意什么，运动后身体不适该怎么办

孕期运动应以中等强度为宜，妊娠前无运动习惯的孕妇，妊娠期运动应从低强度开始，循序渐进[14]。可采用"谈话测试"、感知运动强度及目标心率区域，来判断孕期运动强度是否处于中等强度水平。

谈话测试 | 即如果能在运动期间保持对话，则判断活动强度适宜；如果不能，则应降低活动强度。

感知运动强度 | 通常采用 Borg 感知运动强度量表来判断运动强度（表11-3）。Borg 量表评分从 6～20 分，共分为 15 个等级，代表对劳累程度感受的不同等级，其中 6 分代表"非常非常轻松"，20 分代表"非常非常困难"。中等强度的运动，孕妇的 Borg 评分应为 13～14 分，即其对自我运动强度的感受为"有点困难"。

表 11-3　Borg 感知运动强度量表（20 分制）

Borg 评分 / 分	自觉劳累分级
6 ～ 8	非常非常轻松
9 ～ 10	非常轻松
11 ～ 12	比较轻松
13 ～ 14	有点困难
15 ～ 16	困难
17 ～ 18	非常困难
19 ～ 20	非常非常困难

目标心率区域 | 即孕妇年龄 ≤ 29 岁和 ≥ 30 岁进行中等强度体力活动的心率区域分别为 125 ~ 146 次 /min 和 121 ~ 141 次 /min（表 11-4）。

表 11-4　心率参考范围

年龄 / 岁	运动强度	心率范围 /（次·min⁻¹）
≤ 29	低强度运动	102 ~ 124
	中等强度运动	125 ~ 146
	高强度运动	147 ~ 169
≥ 30	低强度运动	101 ~ 120
	中等强度运动	121 ~ 141
	高强度运动	142 ~ 162

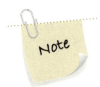

温馨提示　孕妈妈应在家属陪伴下进行孕期运动，并采取相应的预防措施防止出现运动损伤。措施主要有：保持足够的营养和水分，在运动前、中、后都要饮水；控制运动时间（30 ~ 60min 为宜）；在凉爽的环境中进行运动（建议环境温度控制在 17 ~ 25℃）；衣着宽松；运动前后充分热身及放松。

孕期筛查

怀孕 12 周时，胎儿身长大约有 6.5cm，整个身体的雏形已经发育完成。这时胎儿的大脑体积越来越大，占整个身体的一半左右，进入了脑的迅速增长期。胎儿的手指和脚趾也已经完全分离，一部分骨骼开始变得坚硬，并出现关节雏形（图 12-1）。

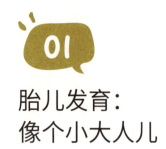

01

胎儿发育：
像个小大人儿

此阶段，胎儿的身体各部件均已齐备，像个小大人儿了，能翻滚、吞咽，逐渐出现吮吸反射。指甲开始长出，全身布满绒毛，器官已具有功能。肺时而充满液体，时而排空这些液体，如此反复地练习呼吸运动。大脑神经元继续增加，并相互建立联系，指导躯体行使功能，包括循环、吮吸、吞咽和排尿。肾脏、输尿管已经形成，可以排泄了。胎盘也基本形成，胎儿与母体的联系进入稳步发展阶段，发生流产的机会相应减小。在未来 6 个月，胎儿的主要任务就是努力地从孕妈妈身体里汲取养分，茁壮成长，直到能够脱离温暖舒适的子宫，去适应外面的世界。

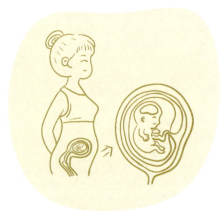

图 12-1　12 周的胎儿

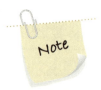

温馨提示　这一时期，孕妈妈们可能会出现黄褐斑和妊娠线。不用太担心，这都是孕期的正常特征，在胎儿出生后就会逐渐消退。

对胎儿的筛查又称产前筛查，是对可能给胎儿带来不良影响的疾病进行筛查，及时发现以"21-三体综合征"为代表的非整倍体染色体异常、神经管缺陷和胎儿结构畸形，以发现风险，进行早预测、早预防和早干预。产前筛查属于出生缺陷二级预防的重要内容。

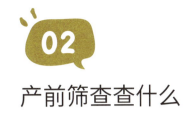

产前筛查查什么

通常，产前筛查是通过验血、超声检查或磁共振成像等无创方法[15]，对普通怀孕女性（低风险人群）进行筛查（图12-2），比如唐氏筛查、超声筛查等，以发现可能怀有异常胎儿的高危孕妈妈，提前进行产前诊断，有效预防胎儿出生缺陷，减少不必要的有创产前诊断，降低经济成本。

其中，早孕B超是在早孕期6~8周确定是否为宫内妊娠，判断是否为单胎或多胎妊娠；胎儿颈部透明层厚度（nuchal translucency，NT）筛查是在孕11~13+6周（最佳时间是11周），通过B超检查再次核实孕周，测量NT厚度，对胎儿早期结构进行筛查；B超胎儿大畸形筛查是在孕20~24周，这一阶段胎儿的结构基本发育完善，可以对胎儿的颜面部、颅脑、心脏、腹部、四肢等重要结构进行筛查，以排除畸形；胎儿发育监测是在孕28~32周，通过B超检查监测胎儿的生长速度、羊水、胎盘等；临产前B超是在孕37~41周，主要是观察胎儿的胎位、羊水、胎盘和生长发育情况，为分娩做好准备。

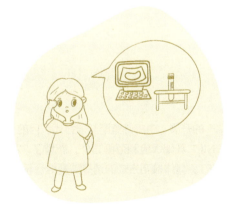

图12-2　产前筛查

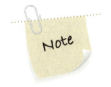

温馨提示　产前筛查主要针对低风险人群，如果是高风险人群，一般不需要进行筛查，可直接接受诊断性检查。具体筛查方法须结合孕妈妈自身实际情况，选择正规、有资质的产前筛查机构，在专业医生指导下完成产前筛查。

03 早唐、中唐、无创产前筛查，我选哪一个

早孕期唐氏筛查（简称"早唐"）、中孕期唐氏筛查（简称"中唐"）和无创产前筛查（noninvasive prenatal testing，NIPT）是孕期重要的筛查项目（表12-1）。

表 12-1　孕期重要筛查项目表

	作用	检查方式	检出率	检查时间
早唐	主要用于 21- 三体综合征、18- 三体综合征以及开放性神经管缺陷的筛查	NT+ 外周血	60% ~ 90%	孕 11 ~ 13^{+6} 周
中唐	同早唐	外周血	60% ~ 90%	孕 15 ~ 20^{+6} 周
NIPT	主要用于检测 21- 三体综合征、18- 三体综合征、13- 三体综合征以及染色体异常风险率	外周血	96% ~ 99%	孕周 12 ~ 22^{+6} 周

温馨提示

随着无创产前筛查（图12-3）的开展，中唐筛查渐渐被替代。目前，在 NIPT 的基础上研发出了 NIPT-plus 技术，它在 NIPT 基础版检测范围之外，新增了 92 种染色体微缺失综合征检测，但价格贵于普通的 NIPT。具体检测方式的选择需要结合孕妈妈的自身情况，向专业人员咨询。

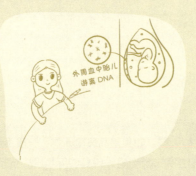

图 12-3　无创产前筛查

NIPT 是一项检查胎儿染色体异常的技术，属于无创性筛查，抽取孕妈妈 5ml 血液（无须空腹）便可进行筛查，通过对孕妈妈的血液中含有微量胎儿的 DNA 片段进行分析和检测，对胎儿常见染色体非整倍体异常进行筛查，对于三大染色体病（21-三体综合征、18-三体综合征和 13-三体综合征）的检测准确率为 96%～99%，高于唐氏筛查的准确率，操作安全、简便[16]。

04

无创产前筛查可以替代羊膜腔穿刺吗

一般来说，NIPT 的适宜孕周为孕 12～22^{+6} 周，适用人群为要求 NIPT 作为筛查手段、唐氏血清学筛查为临界风险，以及孕周 ≥ 22^{+6} 周但仍要求 NIPT 者。但是，遇到以下情况：双胎一胎胎死宫内、夫妻明确染色体异常、一年内接受过异体输血、合并恶性肿瘤、重度肥胖（BMI ≥ 40kg/m²），就不建议使用 NIPT 了，以免影响筛查结果。

需要指出的是，NIPT 不能完全替代羊膜腔穿刺。因为 NIPT 是一种筛查项目，它检测的疾病有限（仅限三大染色体病），NIPT 结果异常的孕妈妈需要进一步进行羊膜腔穿刺。羊膜腔穿刺的检测范围最广、准确率最高，是产前诊断的金标准（图 12-4）。对于 35 岁以上的高龄孕妈妈，建议做羊膜腔穿刺；对于 35 岁以下，经 NIPT 检测后发现高风险的孕妈妈，为保险起见，也建议做羊膜腔穿刺。

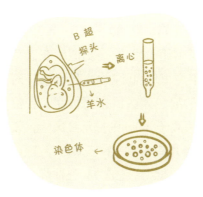

图 12-4　羊膜腔穿刺

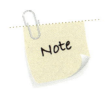

通常，NIPT 的价格较唐氏筛查的价格昂贵很多，而羊膜腔穿刺的价格则比 NIPT 更加昂贵。孕妈妈们可以根据自身的实际情况和医生的建议进行选择。如果是高龄孕妈妈或夫妻染色体异常，建议首选羊膜腔穿刺。

孕妈妈们，你们知道怎么看前面所提到的孕期各类筛查的报告吗？下面我们就来解读一下有关筛查报告上的检查结果（图12-5）。

05 怎么看各种筛查报告

NT 筛查报告结果 | 目前临床 NT 厚度的异常切割值为 3mm。NT < 3mm，提示低风险。那么，如果 NT ≥ 3mm，是否提示胎儿一定有问题呢？答案并非如此，由于胎儿颈后软组织厚度与孕周、胎儿头臀径相关，因此在判断该指标是否异常时，往往还会结合孕周、胎儿头臀径数值进行综合评估。

中唐筛查报告结果 | 中唐筛查报告会显示甲胎蛋白、hCG、游离雌三醇和二聚体抑制素 A 的具体检测结果，显示发生 21- 三体综合征、开放性脊柱裂、18- 三体综合征的风险。通常 21- 三体综合征的筛查阈值为 1∶380；开放性脊柱裂筛查阈值为 2.5；18- 三体综合征筛查阈值为 1∶334。若低于上述标准则为低风险，若高于上述标准则为高风险。不同医院的计算方法有所不同，相关阈值略有差异。

胎儿大畸形筛查报告结果 | 这份报告会提示胎儿结构、胎盘、羊水量等是否出现异常，以判断胎儿是否出现器质性异常，如先天性心脏病、面部异常或缺损、肢体异常或缺损等情况。

NIPT 报告结果 | 检测正常参考值为 − 3.0 ~ 3.0，若三个染色体型的检测值均在该范围内，即为低风险，表示胎儿对应的染色体数目未见异常。若检测值高于 3.0，则提示高风险，表示胎儿有罹患 21- 三体综合征、18- 三体综合征或 13- 三体综合征的风险。

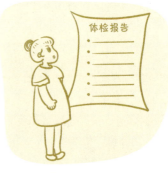

图 12-5　学会看孕期筛查报告

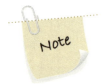

Note

所谓的"大排畸"（图12-6），就是在孕20～24周进行的"胎儿大畸形筛查"，通过超声检查，发现胎儿严重的结构畸形（图12-6）。所观察的器官结构包括头颅光环、侧脑室、小脑、大脑外侧窝池、脊柱、颈部软组织、眼眶、口唇、四腔心、胸腔、胃泡、肠管、双肾、膀胱、上肢肱骨及尺骨桡骨、下肢股骨及胫骨腓骨、双腕、双踝等胎儿结构，以及胎盘、羊水、脐带等胎儿附属物。部分结构如外生殖器、耳朵、手指、脚趾不属于检查范畴。超声"大排畸"可以发现约70%的大结构异常。

那么在进行"大排畸"之前，孕妈妈们需要做好哪些准备呢？

通常"大排畸"检查都安排在上午，建议所有孕妈妈在检查前都要吃早饭，同时可准备一些含糖食物或饮料，如果汁、巧克力、甜蛋糕等。这些含糖食物经过消化后可提升血糖水平，帮助胎儿有足够能量在子宫里活动，有助于B超医生更好地观察胎儿结构。此外，由于超声检查受胎儿位置影响，臀位宝宝脊柱观察较头位更为困难，因此臀位时，孕妈妈们在检查前需要保持膝胸卧位10～15分钟，帮助胎儿在宫内臀部抬高，变换为头位。

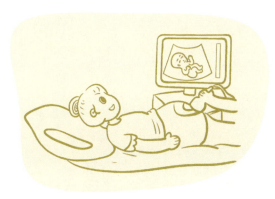

图12-6 "大排畸"检查

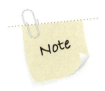

温馨提示 胎儿在宫内的生长发育是一个逐渐形成和动态发育的过程。若胎儿结构没有发育到一定程度则不易被超声显示。因此，规范、定期的产前检查是保障母胎安全的第一道防线。

07

检查报告没有异常，
是不是就代表胎儿完全健康呢

其实并不然。产检的目的是通过将相对常见、给母胎带来不良影响的疾病进行筛查，以发现风险，并提早预测及干预。但并不是所有的筛查结果正确性都是 100%。例如，在胎儿染色体检查中，通常采用超声及采血的整合筛查模式来筛查染色体异常的风险，其检出率为 60% ~ 90%；做 B 超"大排畸"，由于胎儿在子宫内多为握拳、侧躺等姿势，"大排畸"筛查无法观测到胎儿指关节及耳廓形状，这些部位的结构异常往往在胎儿出生后才会被发现。因此，没有异常不代表正常。但是，现在的技术已经大大增加了我们发现异常的机会，如果自身在怀孕期间始终保持健康的生活方式、远离危险环境、定时产检，那么绝大部分孕妈妈都会分娩出一个健健康康的宝宝。

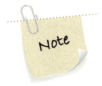

Note

温馨提示　无论检查报告结果正常或异常，都应与专业医生商讨下一步的产检计划，让孕期的每一步都走得踏实又稳妥。

第十三周

孕期防感染

妊娠的第 13 周，也就是进入了孕 4 月，胎儿长得非常迅速（图 13-1）。他（她）的神经元正飞速增多，神经突触开始形成，四肢活动力也在增强，过不了几周，孕妈妈就可以感觉到胎动了。由于胎盘和脐带几乎发育完成，从这时开始，胎儿就进入了稳定期。

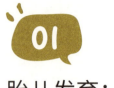

胎儿发育：
可以聆听声音了

胎儿的五官变得更加清晰，双眼逐渐向脸部中央靠近，嘴唇能够张合。此时他（她）的小脖子已经能撑起自己的小脑袋，虽然耳朵还没有发育完全，但是已经可以贴着肚皮"聆听"声音了。胎儿的骨骼结构开始出现，能够分辨出肋骨的形态，肝、肾也分别开始了工作。

如果按压腹部，胎儿会在羊水里蠕动；碰触到眼睑，他（她）会把眼皮闭紧；碰到他（她）的小手小脚时，手指和手掌会握紧，脚趾和脚掌也会弯曲。只是这些动作还很轻微，孕妈妈暂时感受不到。

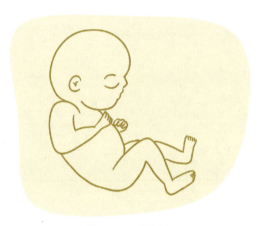

图 13-1　13 周的胎儿

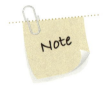

进入孕中期，孕妈妈的身材会有明显的变化，如果觉得此前的衣服多数已经不太合身，那么宽松、舒适的孕妇装就可以准备起来了。

本周也许你会突然发现，从耻骨到肚脐有一条垂直的细细的黑线一直往上延伸，这就是妊娠线。脸上可能会出现黄褐色的妊娠斑，这是由于孕期雌激素和雄激素分泌不平衡，使色素加深加重，造成皮肤底层色素沉积而形成的，到分娩结束后就会逐渐变淡或消失。孕妈妈可不要太担心，你准妈妈的模样就是最美丽的。

温馨提示

尿常规检查（图13-2）涉及很多项目，其中重要的一项是尿蛋白，这是整个孕期都要关注的重点。蛋白尿是子痫前期的临床表现之一，也是诊断该疾病的重要依据，标志着孕妇的肾功能受到损害。当然，子痫前期还会伴随其他征兆，如血压升高、下肢水肿或其他血液指标异常等，需要引起重视。

02

产检，
为什么总要验小便呢

妊娠剧吐的孕妈妈，在做尿常规检查时则应重点关注尿酮体的变化。

尿常规检查还可以了解孕妈妈的尿糖水平，加上主诉症状和口服葡萄糖耐量试验（oral glucose tolerance test，OGTT），可以判断孕妇是否患有妊娠糖尿病。

此外，尿常规检查还涉及很多其他项目，可用于辅助诊断泌尿系统感染等疾病。

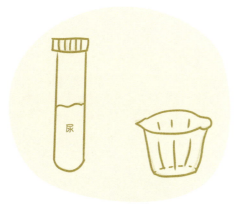

图 13-2　孕期尿检很重要

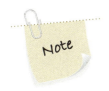

孕妈妈要养成定时喝水的好习惯，不要等到口渴了再去喝水。多饮水可以保证正常的新陈代谢和体温调节，还能冲洗膀胱，起到预防尿路感染的作用。

尿常规检查中的白细胞指标如果异常升高，在排除了留取标本时污染的前提下，医生会仔细询问孕妈妈是否有以下伴随症状：尿道灼热、尿多、尿频、尿急、尿痛、血尿等。其实，许多因素都会导致孕期女性更易发生尿路感染，也更易发展成肾脏感染，包括阴道分泌物增多，增大的子宫对输尿管产生压迫，导致尿液更长时间留在泌尿道中等，故而不可掉以轻心。

03

怎么预防
尿路感染

如果已经明确诊断，必要情况下医生会制定合理的治疗方案，一般是抗生素治疗，孕妈妈一定要遵医嘱服用药物并按时随访。

Note

温馨提示

平时怎么做可以预防尿路感染？

• 做好个人卫生：每日清水清洁外阴，避免使用强效肥皂、冲洗器等，洗澡时选择淋浴而非泡泡浴，每日勤换内衣裤。
• 不要憋尿：憋尿会让细菌在膀胱停留更长时间，解完小便用卫生纸轻柔拭干即可，记住不论大小便，擦拭的方向都是从前到后。
• 多喝水、定时喝水。
• 穿着宽松、舒适、透气的内裤和下装。

在孕期如果被蚊虫叮咬（图13-3）或者身上长痱子，少量地使用花露水会不会影响到胎儿的发育呢？不同的花露水所含的成分有所不同，但其中的主要成分还是酒精和香精，有些花露水会含有麝香、薄荷和冰片。可别一听到"麝香"二字就警惕起来，其实是多虑了。花露水中的人工麝香添加量并不多，少量使用并不会明显增加流产的风险（图13-4）。

04

被蚊子咬了，
可以用花露水吗

但是，花露水具有刺激性气味，部分比较敏感的孕妈妈闻到后可能会出现头晕、心慌、胸闷、气短等不适。同时，花露水中含有大量的酒精成分，皮肤对酒精过敏的孕妈妈不建议使用。因此，为了慎重起见，在有其他替代品可以使用的前提下，孕妇尽量不考虑涂抹、喷洒花露水。如果想要驱蚊、防蚊，使用蚊帐是最安全有效的防蚊方法（图13-5）。

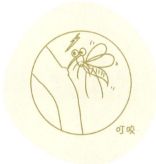

图 13-3 蚊虫叮咬

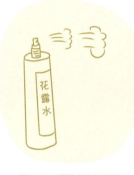

图 13-4 花露水也可以用

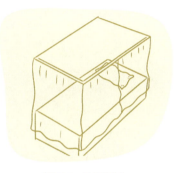

图 13-5 蚊帐最安全

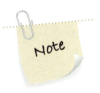

温馨提示　孕妈妈要注意每天早晚给居住的房间通风半小时，以保证室内空气新鲜。如果夏季蚊虫实在扰人，可以使用婴幼儿专用的蚊香液。

怀孕期间适当晒晒太阳好处多多，有助于孕妈妈对钙的吸收，保证胎儿的骨骼发育，提高免疫力，阳光中的紫外线还能够杀灭一定的细菌。晒太阳使孕妈妈心情愉悦放松，且经济实惠，是再好不过的休闲方式了（图 13-6）。

05 遇到雾霾天，我能出去吗

秋冬季节天气寒冷，紫外线强度较弱，更需要多晒晒太阳，但也要注意空气污染。秋冬季人体免疫力降低，再碰上雾霾天气，过长时间待在户外就容易吸入大量空气中飘浮的颗粒物、粉尘、污染物、病毒等，从而引起上呼吸道感染。孕妈妈应该注意：戴好口罩，做好防护保暖工作（图 13-7）；出门散步时尽量不去人多拥挤的地方；碰到结冰路滑时，要格外小心，尽量避免出门。

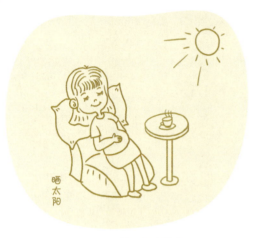

图 13-6　孕期晒太阳好处多

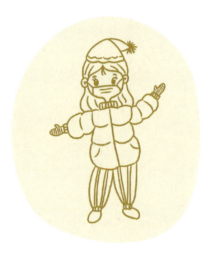

图 13-7　做好防护保暖

Note

温馨提示　冬季在室内同样需要保持空气流通，取暖时产生的废气会加重室内的空气污染。每日定时开窗通风，雾霾天气可以使用空气净化器，才能保证孕妈妈和胎儿的身体健康。

只要是健康怀孕的孕妈妈，孕期也是可以有性生活的。但以下的注意事项要先看一看

06 孕中期能不能有夫妻生活

怀孕后，由于体内激素水平的改变，孕妈妈的白带会增多，也会导致感染妇科炎症的概率变大。因此，在夫妻性生活时，使用安全套是非常必要的（图13-8），可以防止夫妻间的交叉感染和反复感染。另外，精液中含有大量的前列腺素，性生活时会通过女性的阴道黏膜吸收，前列腺素会刺激子宫收缩，故而使用安全套还可以避免精液流入阴道。

在性生活时机的选择上，建议在胎儿较为稳定的孕中期进行。孕早期胎儿、胎盘发育还不成熟，同房会增加先兆流产的概率；孕晚期子宫逐渐变大下降，宫颈口存在不同程度的扩张，此时同房易导致胎膜早破、早产等不良后果。准爸爸要注意和孕妈妈的同房方式与同房姿势，不能碰撞腹部，动作幅度不宜过大，频率不可过高，不要过度刺激宫颈，在过程中时刻观察孕妈妈的状态，一旦不适应立即停止，必要情况下及时就医。

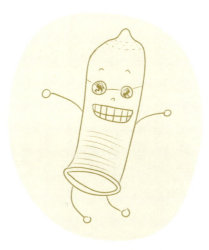

图 13-8　孕期"爱爱"要注意

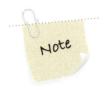

温馨提示

如果正在进行泌尿系统感染的治疗，是禁止性生活的哦！
在性生活前后都要清洗生殖器，但须减少使用碱性香皂或专用清洗剂清洗私处的频率，这会破坏阴道的弱酸性环境，易引起病菌的逆行感染，诱发阴道炎，一般使用清水就可以了。

俗话说"孕期过三伏，腹中揣火炉"。盛夏酷暑时节，天气闷热，心情难免烦躁，孕妈妈更容易出现情绪上的波动。再加上胎儿的体温会略高于妈妈的体温，如果孕妈妈长期暴露于高温环境中，可能会影响胎盘的血液和氧供，导致胎盘功能障碍和胎儿发育不良，影响脑细胞的发育，甚至诱发胎儿窘迫等不良结局。

天气炎热时空调该开则开，但尽量将温度控制在24~26℃，房间内外温度不宜相差超过10℃，否则进出房间时容易引起不适。也别贪凉对着空调或电扇的风口猛吹，头疼感冒就得不偿失了（图13-9）。

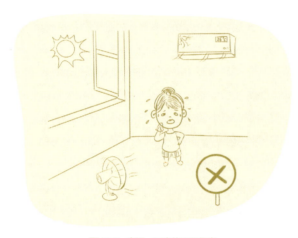

图 13-9　空调、风扇使用要得当

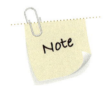

孕妈妈们夏季外出记得穿着宽松衣物，带上太阳帽或防晒伞，避免午后高温时段出门，可以在清晨或傍晚气温凉爽时外出走动。夏季可以饮用绿豆汤、凉茶、含盐的清凉饮料降温祛暑。饮食上应以温软、清淡、易消化、富营养为宜，此外注意补充水分和盐分，尽量避免生冷、油腻的食物。

第十四周

孕期抗感染

第 14 周了，胎儿现在长得超快，还长出了零星的体表毛发，小牙已经在牙床上形成，鼻梁也逐渐显形，耳朵从颈部向前移动到头部两侧的上方，手指末端开始长出指纹和柔软的指甲。

他（她）的脖子能够伸得更长了，下巴终于不再紧靠胸前，可以抬起来了，生殖器的发育也有了更明显的区别 (图 14-1)。

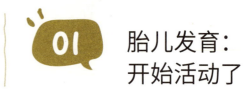

01 胎儿发育：开始活动了

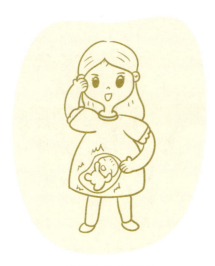

图 14-1　14 周的胎儿

温馨提示　这个时候，早孕反应逐渐减弱甚至消失，孕妈妈旺盛的食欲终于回来了。腹部开始隆起，体重也持续增加。有些孕妈妈会感觉乳房更大了，乳晕的颜色也变深了，甚至能挤出一些乳汁。

怀孕后阴道分泌物增多（图14-2），是由于体内雌激素分泌量增加，导致宫颈管内腺体分泌增加，外在表现就是白带增多。这是生理性的正常现象，孕妈妈不必太过惊慌，也不用过度清洗。

02

白带发黄怎么办，分泌物多需要治疗吗

正常的阴道分泌物是透明或白色、性质稀薄的，不伴异味、瘙痒或其他不适症状。这些分泌物中含有乳酸杆菌、阴道脱落的上皮细胞等，本身就是用来保护阴道环境的。

但是，如果阴道分泌物呈豆腐渣状或凝乳状，有难闻气味，同时外阴伴有瘙痒、红肿等，可能考虑孕期常见的外阴阴道假丝酵母菌病，就需要及时前往医院进行检查。通常确诊后医生会开具阴道用克霉唑，根据说明书塞入阴道使用即可。

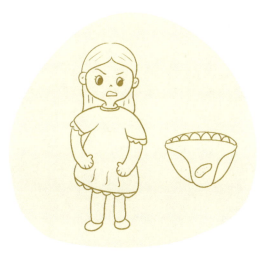

图 14-2 内裤增多分泌物

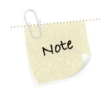

温馨提示 孕期选择浅色舒适的纯棉内裤，既有很好的吸汗性和透气性，又能让孕妈妈更好地观察阴道分泌物，及时发现异常情况。有的孕妈妈可能常常感觉内裤湿湿潮潮的不舒服，就会长时间垫上卫生护垫，这么做使得湿润的阴道环境不透气，厌氧菌会加快细菌繁殖速度。

怀孕以后，孕妈妈由于免疫力下降，会更容易伤风感冒，也会出现打喷嚏、鼻塞和流鼻涕（图14-3）。普通感冒对宝宝的影响不大，也不必服用药物，多喝热水、注意休息就可以了。但是，如果不适症状比较严重，可以通过药物来适当控制，切记在医生的指导下合理用药。如果感冒的同时发热 38.5℃以上，就需要及时就医，使用解热镇痛药，并采取物理降温。

03
我感冒了，
如何增强免疫力

孕妈妈平时要适当晒晒太阳，阳光中的紫外线具有杀菌消毒的作用，能够提高孕妈妈的免疫力。另外，科学的锻炼和营养均衡的饮食，也能够增加免疫力，给自己和宝宝一个健康强壮的身体（图14-4）。

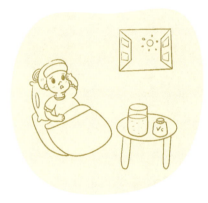

图 14-3　孕期感冒

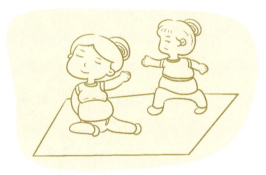

图 14-4　运动增强免疫力

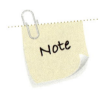

Note

孕期也避免不了家务劳动，自然而然会接触到洗洁精、消毒水、去污剂等，其中的化学物质会对腹中胎儿有影响吗？其实，生活中正常剂量的使用都没有问题，但消毒水中高浓度的氯和洗洁精里添加的香精，都有一定的挥发性，敏感的孕妈妈在短时间使用后也可能会出现头晕、头痛等不适。

04

孕期可以接触洗洁精、消毒水、去污剂吗

就洗洁精来说，现在的产品大多都很"卷"，某些正规品牌的洗洁精已经达到了国家标准的 A 类，即可以直接清洗果蔬类的食品。因此，平时生活中小剂量使用，冲洗干净不会造成不良影响，更没必要用热水、小苏打替代，因为用没洗干净的器具盛食物，反而会吃下去不少细菌。

不过，使用此类产品既可以洗去油污，也会带走皮肤上的油脂，经常使用可能会造成手部干燥、起倒刺等，洗碗时记得戴上橡胶手套，洗完手记得涂护肤品。至于打扫厕所的事情，就放心交给准爸爸吧。还有一点，要选择正规品牌的产品，在使用时也要开窗通风，保持室内空气流通。

温馨提示

日常生活中，预防感染请多注意
- 日常使用的物品，如手机、电脑键盘等要定时清洁、消毒。
- 注意居家卫生，常打扫，勤消毒，开窗通风。
- 瓜果蔬菜要洗干净，生食熟食分开处理。
- 碗筷常消毒，餐前便后勤洗手。
- 电话、冰箱、洗衣机、空调等家电要常清洁。

由于新陈代谢速度快，孕妈妈的免疫系统也会为保护胎儿免受环境伤害而生理性升高体温，体温通常较非孕期略高 0.3~0.5℃，因此孕期体温升至 37.5℃以上才考虑是否有发热的可能。但若是体温超过 38.5℃，千万不要大意，长时间的高热会导致胎儿神经系统出现病变，病毒的毒性也可能造成宝宝发育畸形，还会刺激子宫收缩，引起流产、早产，严重时还会诱发胎儿心力衰竭，甚至胎儿宫内缺氧。

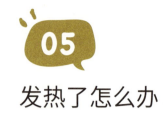

发热了怎么办

发热后要尽快控制体温。可以根据自身情况首先选择物理方法降温，如在额头和腋下放置冰袋；及时就医，因为造成发热的病原体本身对母体及胎儿的伤害要比发热来得更严重。孕妇发热常见的原因，包括感染、中暑（环境温度过高）、自身免疫病（如红斑狼疮）、肿瘤、药物引起等，在医生的帮助下对症治疗才能获得良好的预后。

Note

温馨提示

高热时，人体的消耗量会增多，所以要注意及时补充能量。可以准备一些易消化、富含营养的食物，如鸡蛋羹、菜粥、小馄饨等。既可以补充孕妈妈的体能，又能补充一定的水分。如果遇到发热时胃口不佳，还可以多准备一些孕妈妈爱吃的食物，少量多次进食。

06 孕期还能打疫苗吗

主动免疫制品大致可分为以下三种

灭活疫苗 | 表示疫苗中的微生物已被杀灭，仅通过其组分让人体产生免疫力，例如甲型肝炎灭活疫苗、狂犬病疫苗；

减毒活疫苗 | 由减弱了致病力的微生物制成，卡介苗、麻疹疫苗、风疹疫苗都属于这类疫苗；

类毒素 | 指细菌外毒素经处理后失去毒性但仍保留免疫原性，常用的有白喉类毒素、破伤风类毒素，妊娠期可安全应用。

对孕妈妈来说，接种灭活疫苗是比较安全的；而减毒活疫苗由于含有减毒的病毒、细菌，可以在受种者体内增殖，孕妇是禁止使用的（图 14-5）。

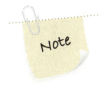

在有明确指征的情况下，乙型肝炎疫苗可按非妊娠期的标准方案接种，若孕妈妈明显接触乙肝病毒，则应于接触后 24h 内使用乙型肝炎免疫球蛋白。

孕妈妈如不慎被动物咬伤，除非明确其不携带狂犬病毒，否则都应尽快接种狂犬病疫苗，以诱导主动免疫。

如有需要，流感疫苗可在孕 16 周后接种。

如孕前未接种百白破混合疫苗，可在医生建议下，于妊娠 27 ～ 36 周内接种。

无论接种何种疫苗，都须在医生的建议和指导下进行！

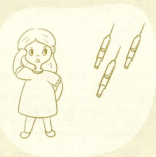

图 14-5　孕期打疫苗要注意

许多妈妈在怀孕后，用药十分谨慎，甚至拒绝用药，特别是抗菌药物（图14-6）。

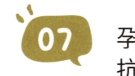

07 孕期能服用抗菌药物吗

确实，由于胎儿代谢和排泄功能发育还不健全，很多药物会通过胎盘屏障在胎儿体内蓄积。因此，孕妈妈在进行抗菌药物治疗时，必须考虑妊娠生理变化对药物代谢的影响，还要重视药物可能对胎儿造成的致畸风险和毒副作用。

妊娠期常用抗菌药物有青霉素类（B类）、头孢菌素类（B类）、其他 β - 内酰胺类抗生素、大环内酯类、克林霉素（B类）等。妊娠期也要慎用或禁用的抗生素有氨基糖苷类、四环素类、喹诺酮类、磺胺类、硝基咪唑类、多肽类等。

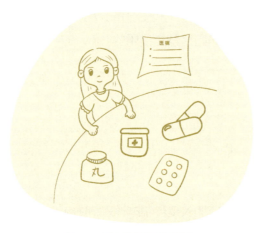

图 14-6　避免随意使用抗菌药物

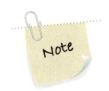

温馨提示　孕妈妈在发生明确感染时，应根据有经验的医师建议，及时地给予合理的抗菌药物治疗，因感染本身也会对胎儿的发育造成一定的影响。一般来说，当两种以上的药物有相同的疗效时，选择危害较小的那种；能单一用药就避免联合用药；用疗效肯定的药物，避免使用尚未确定是否有影响的新药；根据感染的严重程度、妊娠期不同的阶段，合理选择抗菌药物的品种、用量和持续时间；在整个治疗过程中，请在医生的指导下用药，尽量把危害降到最低，确保母婴安全。

第十五周

乳房护理

孕 15 周啦！胎儿现在正忙着吸入和呼出羊水，以帮助肺部气囊发育。此时，胎儿的皮肤上覆盖了一层柔软纤细的胎毛，能够辅助调节体温，等到出生后绒毛就会消失。胎儿的汗腺、味蕾正在形成，并开始长出睫毛和眉毛，头发也在生长。

胎儿发育：
听到妈妈的心跳

虽然胎儿的眼睛还是闭着的，但是已经可以感受到光了。胎儿的听觉在持续发育，能够听到妈妈的心跳声了。但由于大脑的听觉中枢尚未发育，因此他（她）还不知道声音的意义。胎儿已经能够做出一些面部表情，有助于大脑的发育。

胎儿的骨骼正在迅速增长，手腕和肘关节也变得更加灵活了。

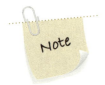

温馨提示　孕妈妈可以在肚脐下 7.6～10cm，也就是差不多四横指的位置摸到自己的子宫。这时候肚子开始隆起，孕妈妈的心肺功能负荷也在加重，心率加快，呼吸变得深快，还会出现腰酸背痛的症状，这都是正常的现象，孕妈妈不必过度焦虑。

是不是从前几周开始，孕妈妈就开始感觉乳房胀胀的，或有刺痛感及触痛，平时穿着舒适的内衣也变得紧绷绷的（图15-1）。这是因为随着孕期雌激素分泌的大量增加，会使乳腺腺管和腺泡增多、脂肪沉淀，以及结缔组织充血。这个过程中，乳房十分敏感脆弱。所以乳房是真的在变大，在头三个月里，约莫会大一个罩杯。

孕妈妈这个时候别犹豫，可以开始准备新内衣了。可挑选更加合适当前的胸围大小，且包裹性、支撑性、透气性都比较好的内衣（图15-2）。

02

感觉乳房
有点疼

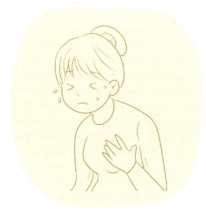

图 15-1　乳房胀痛

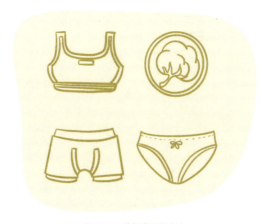

图 15-2　选择合适的内衣

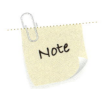

温馨提示

尽量选择材质较柔软、吸汗的纯棉内衣，可以避免乳头摩擦带来的不适感。同时内衣不可过紧，以免妨碍血液循环，导致乳房疾病。
怀孕初期，只要穿着稍微宽松的内衣，自己觉得舒服就行了（但不宜偏大）。
孕中期最好选择能完全包住乳房、不挤压乳头，并能有效支撑乳房底部及侧边的孕妇专用胸罩。

怀孕期间，在各激素的作用下，乳房的脂肪组织增多、供血增加、乳腺腺管生长，随之而来还会出现肿胀、触痛和瘙痒，这些都是正常的。但也因此，乳房肿块、硬块不易被早期发现。

感觉乳房有硬块，会不会有问题呢

不管是不是处于孕期，乳房出现硬块都是不正常的，一旦发现，建议及时前往医院进行相关检查，明确诊断，决定下一步治疗。硬块主要考虑是否有乳腺增生、乳腺结节、乳腺纤维瘤，甚至是妊娠合并乳腺癌。

如果是良性疾病，对胎儿健康及今后哺乳没有明显的影响，无不适临床症状时，可继续观察，无须过度担心，等待哺乳期后再行治疗即可。

如果是恶性肿瘤，则应进行手术治疗，阻止病情进一步发展，不能拖延，否则可能危及孕妈妈的生命。

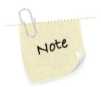

Note

温馨提示

孕期乳房的变化和不适都会降低乳腺检查的敏感性，因此建议备孕前 3 ~ 6 个月，最好完善一次乳腺检查。首先，医生会通过视诊（看）、触诊（摸），询问病史（生育史、月经史、家族史、手术史等），对乳房进行初步评估，判断是否存在乳头内陷、乳腺增生、乳房肿块等异常。然后，医生根据患者的具体情况选择性地进行彩超、钼靶摄影等辅助检查。乳腺 X 射线摄影（钼靶摄影）存在低剂量的放射线，如果做了钼靶摄影检查，建议半年至 1 年后再怀孕。必要时可进行活检，通过病理检查明确诊断。

健康的乳房是保证母乳喂养的基础。从怀孕中期开始，乳房的不适感会逐渐消退，适当的乳房护理能够帮助乳腺发育、疏通乳腺导管，从而促进分娩后的泌乳，同时还能够改善皮肤弹性，防止乳房松弛下垂。

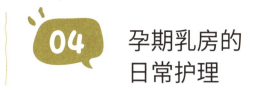

04 孕期乳房的日常护理

日常注意保持乳房的清洁，每天用温水打湿毛巾清洗乳头和乳晕一次，将乳头上的分泌物擦洗干净。乳头褶皱处容易堆积污物，清洁时要细心处理，若分泌物已干燥结痂，可先用婴儿油或橄榄油涂抹，待干痂软化后再清洗。注意动作轻柔，不能太用力。擦洗干净后可涂抹润肤油，防止皲裂，还能增加乳房皮肤的弹性，减少外界刺激带来的不适（图15-3）。

如果乳房胀痛明显，可以适当热敷，并轻轻按摩（不感到疼痛为宜），有助于缓解胀痛。

孕期乳房逐步变大且敏感，加之皮肤不断延展，可能会出现乳房瘙痒。如果只是瘙痒，乳房表面没有变化，一般不需要特殊处理，可以尝试涂抹一些含有维生素 E 的天然植物油乳液加以改善。如果同时观察到有乳头红肿的现象，须留意是否有炎症感染或乳房湿疹，必要时及时就医。

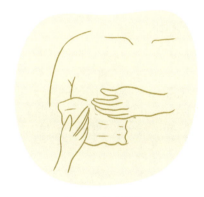

图 15-3　乳房清洁

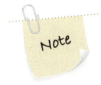

温馨提示　怀孕至中、晚期时，孕妈妈可能会发现乳头周围有少许淡黄色、稀薄液体流出，这就是我们所说的初乳，擦干即可，注意不要挤压乳房。

如果是乳头扁平或者凹陷的孕妈妈，需要在孕期积极采取护理和矫正措施。分娩后乳房中会有大量乳汁积聚，凹陷的乳头会使得宝宝无法正确含接，乳汁就无法被顺畅地吮吸出来，进而易引发乳腺炎（图15-4）。

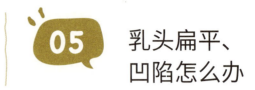

05 乳头扁平、凹陷怎么办

已经存在此问题的孕妈妈，一般可在妊娠 32 周后开始选择适宜的方式进行纠正。常用方法有以下 3 种

牵拉乳头法 | 如果乳头扁平，可以将一只手的大拇指和食指向下压紧乳晕两侧，并慢慢向外推开，另一手从乳头根部轻轻提起乳头，同时牵拉乳晕皮肤及皮下组织，使得乳头向外突出。每天两次，每次重复 10～20 组。

按摩纠正法 | 对于内陷的乳头，可以乳头为中心，双手食指放在乳晕两侧，先向下轻压乳房，分别向两旁推开，然后再推回来；再把双手食指放在乳晕的上方和下方，重复之前的动作，每次重复 10～20 组。

负压吸引法 | 按照吸奶器使用说明书，用吸盘吸住乳晕，按压手柄，利用负压作用来
（吸奶器纠正法） 牵引凹陷的乳头。一般持续约 10 分钟，取下吸奶器，再用手指轻轻拉乳头，帮乳头突出。

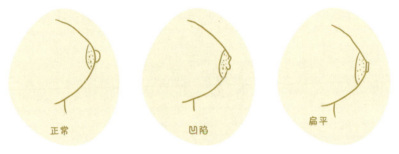

正常　　　　凹陷　　　　扁平

图 15-4　正常乳房和乳头凹陷、扁平乳房的对比

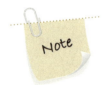

有先兆早产症状的孕妈妈，如出现下腹坠胀、腰背痛、阴道分泌物增多，或是此前已有保胎经历的孕妈妈，建议 37 周后再行乳头纠正。

由于牵拉乳头可能会引发子宫收缩，所以不宜在孕早、中期进行。另外，按摩时间不要过长，如出现腹痛、腹胀等不适，应立即停止，避免刺激宫缩。

按摩前后可以涂抹适量的按摩油或乳液，保持皮肤滋润。

06 我要准备哪些产后
乳房护理的物品呢

哺乳内衣｜选择有窗式结构的棉质吸水内衣，并且具有一定的承托力，可以方便哺乳，
（图15-5）　也能够防止乳房下垂。

吸奶器｜充分地排空乳房，能够有效刺激催乳素的分泌，可以产生更多的乳汁。选择
（图15-6）　合适的吸奶器能够科学地模拟宝宝吸吮的频率和吸力，从而更有效地达到刺
　　　　　激乳汁分泌的目的。

防溢乳垫｜产后哺乳时会出现喷乳反射，也就是常说的"漏奶"，使用防溢乳垫可以避
（图15-7）　免乳汁浸湿衣服，防止细菌滋生引起感染。

乳头保护膏｜宝宝经常吸吮乳房，容易引起乳头皲裂，涂抹一些天然的油脂，可以预防乳
（图15-8）　头受损和疼痛。

乳头保护罩｜对于一些乳头扁平和凹陷的妈妈来说，乳头保护罩可以提高母乳喂养的成
（图15-9）　功率。

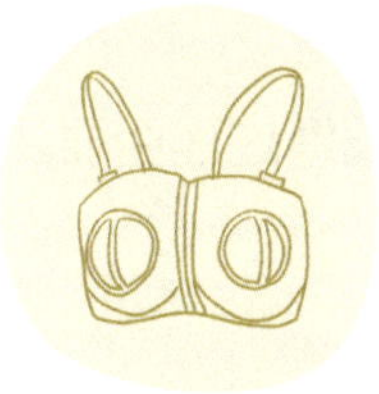

图15-5　哺乳内衣

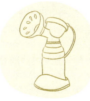

图15-6　吸奶器

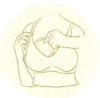

图15-7　防溢乳垫

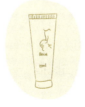

图15-8　乳头保护膏

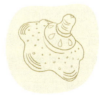

图15-9　乳头保护罩

Note

温馨提示　产后新陈代谢旺盛，产褥期易多汗，可以提前准备多套居家服用以换洗。若乳汁经常溢出沾到衣服上，衣服干燥后乳汁变硬，就容易擦伤乳头，引起感染。因此，准妈妈需要勤换衣服，并且及时清洗、晾晒，防止细菌滋生。另外，穿着厚薄适中、质地柔软、宽松舒适的衣服也可以避免乳房受压和乳腺炎的发生。

至怀孕中、晚期，有的孕妈妈可能会有初乳的分泌，胸部的胀痛不适感也会再次出现，这时候可以通过乳房按摩来缓解不适。孕期适当地按摩乳房，可以保证血液循环，为分娩后泌乳通畅打下基础。

07

孕期乳房按摩有利产后乳汁充足，是真的吗

孕妈妈可以在每天睡觉前进行 5 分钟左右的乳房按摩，动作要轻柔、有节奏，从外向内，每个位置都要顾及（图 15-10）。按摩的力度以不感觉疼痛、皮肤微微发热为宜，如果有不适感要立即停止。

乳房按摩手法

环形按摩 | 双手分别置于乳房的上、下方，用 3 根手指以打小圈的方式顺着乳房的生长方向慢慢从乳根按摩到乳晕和乳头。双手同时顺时针移动，直到按摩整个乳房。

螺旋形按摩 | 一手托住乳房，另一手食指和中指放在乳房上方，以打小圈的方式从乳根向乳头方向按摩。然后再同样按摩乳房侧面和下方。

指压式按摩 | 双手张开，五指放在乳房两侧，向下挤压。按摩过程中要注意，力道要温和，始终按着乳房的生长方向从后向前按摩，

　　尽管乳房按摩有诸多好处，但最好在专业人员的指导下进行，避免乱按刺激乳房，引起子宫收缩，导致不良后果！

　　孕期按摩乳房有利于乳腺的疏通，但产后乳汁是否充足与产后的喂养方式和频率有很大的关系，只有宝宝从产后一开始就频繁有效地吸吮，才会有充足的乳汁。

　　另外，与乳汁分泌最相关的乳腺在整个乳房中占比很小，乳房的绝大部分是脂肪，所以乳房的大小不会影响乳汁分泌和哺乳的功能哦！

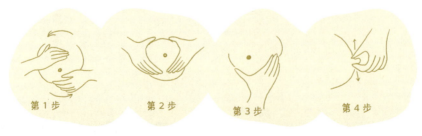

第 1 步　　　　第 2 步　　　　第 3 步　　　　第 4 步

图 15-10　乳房按摩

第十六周

孕期营养

一转眼就到孕 16 周（图16-1）了，经过了 15 个星期的努力生长，胎儿的五官已经各就各位，四肢发育也更加成熟，骨骼正在慢慢硬化，腿的长度超过了手臂，手指甲变得更完整了。他（她）会打嗝了，这是开始呼吸的前兆，只是孕妈妈无法听到这个声音。此时胎儿的生殖器官已经形成，可以分出男女啦！

胎儿自身的免疫系统开始产生部分抗体，但整体免疫力仍然依赖于母亲。神经系统也开始了工作，肌肉对大脑的刺激能够做出反应，动作也随之变得协调。他（她）很调皮，会在肚子里翻身、乱踢，让妈妈去感受并重视他（她）了。

胎儿发育：
可以分出男女啦

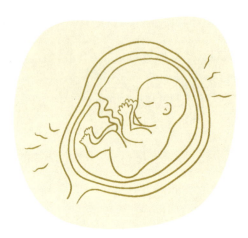

图 16-1　16 周的胎儿

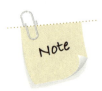

16 周，奇妙的"第一次"！有的孕妈妈在此时已经能感受到胎动了，胎儿的存在感变得更加真实。二胎妈妈感到胎动的时间会早一些，初次怀孕的妈妈可能要再等等，18 周甚至 20 周感受到胎动都是正常的。这个阶段开始，胎儿的发育会变得非常迅速，孕妈妈们要注意营养的摄入。

很多孕妈妈们都知道孕期需要额外摄入钙、铁等矿物质，却常常忽视了补碘的重要性。那么，为什么强调孕妇需要补碘呢？

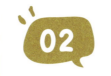

02 我要如何补碘

人类的脑发育大部分是在胎儿、新生儿期完成的。这个时期，碘和甲状腺素对脑细胞的发育和增殖起着决定性的作用。从胚胎时期开始，我们就需要甲状腺激素来促进生长发育，特别是大脑和骨骼。也就是说，在妈妈怀孕的最初几个月，胎儿还没有长出自己的甲状腺的时候，能正常发育全都依赖妈妈提供的甲状腺激素。而到了孕晚期，胎儿的甲状腺已经发育，虽然这时胎儿可以自行生产甲状腺激素，但仍然需要妈妈提供足够的生产原料，也就是碘了。

中国营养学会建议[17]，孕期碘的摄入量从非孕时的 130μg/d 增加到 230μg/d。我们每天正常饮食摄入 6g 碘盐即可摄入约 120μg 碘（图 16-2）。因此，除正常饮食外，孕妈妈每天还需要补碘 110μg，一般每周摄入富含碘的海产品 1～2 次即可满足，如 100g 鲜海带、2.5g 紫菜干、30g 贝类或 40g 海鱼等（图 16-3）。

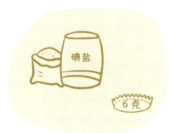

图 16-2　孕期补碘

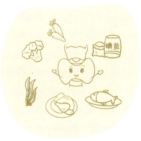

图 16-3　含碘食物

很多甲状腺疾病都与碘的摄入量有关，患有甲状腺疾病的孕妈妈在妊娠期补碘时需要注意什么呢？

- 患有甲状腺功能减退的孕妇：无须限碘，要定期监测甲状腺功能，及时调整左甲状腺素的剂量。
- 有自身免疫性甲状腺炎的孕妇：甲状腺功能正常的孕妇可以食用碘盐，但避免过多食用海带、紫菜、海苔等富含碘的食物。
- 有甲状腺功能亢进并低碘饮食的孕妇：在计划怀孕前至少 3 个月食用加碘食盐，以保证怀孕期间充足的碘储备。妊娠期甲亢孕妇也要摄取一定的碘，定期监测甲状腺功能，及时调整抗甲状腺药物的剂量。
- 妊娠期初发甲状腺功能亢进的孕妇：孕早期适当限制含碘丰富的食物，孕晚期继续食用碘盐，定期监测甲状腺功能，及时调整抗甲状腺药物的剂量。

怀孕以后，孕妈妈因为血容量较孕前增加，会比非孕时需要更多的铁来帮助合成血红蛋白。另外，胎儿在发育过程中，不仅要从母体吸收大量的铁元素和血红蛋白，还须在肝脏内储存一部分，以供新生儿出生半年内铁的需要量。因此，如果妊娠期铁的摄入量不足，或者因膳食不合理导致铁的利用率低，孕妈妈就容易患上妊娠期缺铁性贫血。一般我们能在产检进行血液常规检查时发现，报告提示血红蛋白 < 110g/L。

03

我要如何补铁

世界卫生组织建议[18]，孕妇每天常规补充 30 ～ 60mg 元素铁；诊断明确缺铁性贫血的孕妈妈，建议每天补充 100 ～ 200mg 元素铁。对于轻度贫血，一般推荐食补，日常可多进食富含铁的食物，如动物血、动物肝脏、瘦肉、黑木耳、黑芝麻、绿叶蔬菜等，动物性食物因能与人体内血红蛋白直接结合，利用率高，是补铁的优选（图16-4）。如果孕妈妈单靠含铁丰富的食物不能纠正贫血，就需要在医生的指导下额外补充铁剂，如硫酸亚铁、富马酸亚铁、多糖铁复合物、右旋糖酐铁等，选择其中一种进行补充即可。

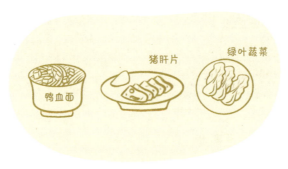

图 16-4　含铁丰富的食物

Note

温馨提示

为促进铁剂在体内的吸收和利用，建议孕妈妈同时多吃富含维生素 C 的蔬菜水果，比如橘子、橙子等，例如用橙汁送服铁剂，会使铁的吸收量提高。相反，牛奶、咖啡、茶等会阻碍人体吸收铁剂，因此应该避免铁剂与这些食物同时服用。
为避免牙齿变黑，建议服用口服液型铁剂后及时漱口。此外，服用铁剂期间若排出黑便也不必惊慌，停药后即可消失。

小腿抽筋是孕妈妈常见的烦恼（图16-5）。那么小腿抽筋是缺钙引起的吗？妊娠中、晚期腿抽筋的主要原因是钙摄入量不足。当然还有其他原因，例如腹部变大形成的压迫造成下肢血供不足，子宫压迫下肢神经导致肌肉麻木痉挛，以及日常疲劳等。

04

每天都吃钙片，
为什么腿还是会抽筋

根据中国营养学会发布的《中国居民膳食指南（2022）》（以下简称《指南》）[17]，孕早、中、晚期分别应补钙800mg、1 000mg、1 200mg。奶及奶制品、虾皮、豆类及其制品、芝麻、海带及部分绿叶菜是钙的良好来源，但绝大多数孕妈妈无法通过食物完全满足钙的摄入，此时就需要在医生指导下适量补充钙剂，同时充补维生素D可以帮助钙的吸收和利用。

牛奶中钙的吸收利用率较高，《指南》推荐孕期每日摄入300～500g液态奶，乳糖不耐受的孕妈妈可考虑选择酸奶、奶酪代替牛奶，或是选择零乳糖、半乳糖的牛奶。

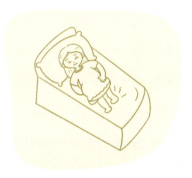

图 16-5　孕期小腿抽筋

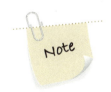

如果发生腿抽筋，做勾脚动作（拉伸腓肠肌）通常帮助最为明显（图16-6）。待抽筋缓解后，可先轻轻地由下向上地按摩小腿肚，再按摩脚趾和整个腿，可能会对减少再次抽筋有帮助。

目前，最推荐的预防腿部抽筋的方式是腿后部肌肉伸展运动，俗称"站墙角"。孕妇取站立位，腿部保持伸直，双脚平放；同时使身体前倾，双手或双肘扶住墙壁；保持此体位10～20秒，连续重复3～5次。另外，孕妈妈平时尽量避免久站、不跷二郎腿；可以在睡前热敷小腿，缓解肌肉紧张；注意不要太累。

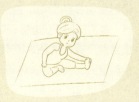

图 16-6　拉伸改善抽筋

胎儿每个阶段的发育，如器官的形成、脑部的发育、肌肉的生长、骨骼的长成等都离不开蛋白质。足月胎儿体内含蛋白质 400～500g，加上胎盘以及其他相关组织增加的需要，妊娠期间共需额外增加蛋白质约900g，这些都需要孕妈妈在妊娠期间不断从食物中获得。

中国营养学会建议，孕早、中、晚期孕妇蛋白质的推荐摄入量分别增加 5g、15g、20g，可基本满足所有健康女性在孕期的需要。其中，妊娠期优质蛋白的摄入至少应占蛋白总量的 1/3，所以推荐吃足量的鱼虾、禽类、猪牛羊肉（图 16-7）。

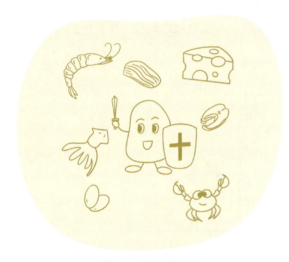

图 16-7　多补充蛋白质

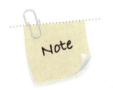

同时食用多种食物蛋白，可以使其中的氨基酸互补，提高蛋白质的利用率，所以饮食多样、荤素搭配不仅能提升口感、增进食欲，还能更好地保证营养。
应当避免摄入过量的高蛋白食物。因为孕期摄入过多的高蛋白饮食会增加胃肠道的负担，引起腹胀、头晕、疲倦等现象，可能影响孕妈妈的食欲，同时也会影响其他营养物质的摄入，导致营养不均衡。而且，蛋白质在体内积聚过多，会引起组织和器官的变异，甚至有患癌风险。

温馨提示

不少孕妈妈都会有这样的疑惑，好好怀着孕怎么就变成"糖妈妈"了？要知道，妊娠糖尿病会给妈妈和胎儿带来很大的风险。对胎儿来说，胎儿生长受限、胎儿畸形的风险会大大增加，甚至出生后会持续影响，造成巨大儿、低血糖症、新生儿呼吸窘迫综合征等；对孕妈妈来说，发生生殖系统感染、妊娠期并发症，以及分娩损伤的概率会增加。因此，孕期要适当控制糖的摄入，预防妊娠糖尿病的发生。

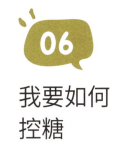

06

我要如何控糖

控糖小贴士

- 少食多餐、定时定量进餐。早、中、晚三餐的能量控制在每日所需的 15%、30%、30%，其余能量分成 5% ~ 10% 的小份在正餐间进行加餐（图 16-8）。
- 避免晚餐与隔天早餐的时间间隔过长，睡前少量进食，防止血糖忽高忽低。
- 改变烹饪方式，少用煎、炸，多用蒸、煮、炖的方式，控制植物油和动物脂肪的摄入（图 16-9）。

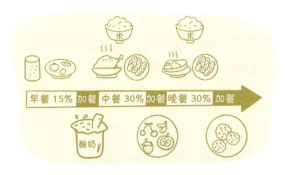

图 16-8　能量分配

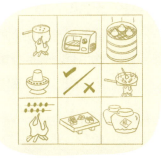

图 16-9　推荐的烹饪方式

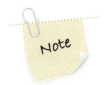

许多孕妈妈认为水果营养好，孕期需要多吃水果，甚至会把水果当饭吃，这是不科学的。水果中固然有丰富的维生素，但糖分同样很高。同时，一味地吃水果，而忽视了其他种类的食物，也会导致饮食结构不完整，破坏营养均衡。

"糖妈妈"不妨在摄入碳水化合物时，关注下食物的血糖指数（glycemic index，GI），尽量选择同类型中低 GI 的食物，可以更好地控制血糖。

有特殊饮食习惯的孕妈妈
如何合理搭配膳食

素食主义者 | 对于素食者来说，如果自己可以接受，怀孕后最好适当摄入蛋、奶，甚至是少许肉类；如果实在不喜欢，也不用背负心理压力硬逼着自己食荤，但饮食结构要进行适当调整。整个孕期，如果饮食能合理搭配，素食的孕妈妈唯一需要额外补充的只有维生素 B_{12}。维生素 B_{12} 只存在于动物性食物中，可"营养神经"防止恶性贫血，摄入足够的奶类、奶制品，或替换成相应的强化维生素 B_{12} 的食物或营养补充剂就可以了。孕妈妈容易出现的缺钙、缺铁、缺乏 DHA 的情况，可以通过选择不同的谷物、坚果、蔬菜和水果来满足。在蛋白质的摄入上，豆类是素食妈妈很好的选择（图 16-10）。

乳糖不耐受者 | 牛奶中的钙不仅吸收利用率高，更富含优质蛋白、维生素 D、维生素 B_2 等营养成分，所以补钙优先推荐喝牛奶，《中国居民膳食指南（2022）》对此也有明确推荐量。但是，乳糖不耐受的孕妈妈实在做不到怎么办？可以选择酸奶、奶酪代替牛奶，或是选择零乳糖、半乳糖的牛奶。

图 16-10 均衡饮食很重要

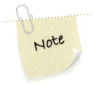

偏食或有特殊饮食习惯的孕妈妈要适当寻找含有同样营养物质的代替物，避免营养素的缺乏，导致宝宝发育异常。

不爱吃肉的孕妈妈可以改变烹饪方式和调味，让食物更符合自己的口味。

必要时，可在医生指导下服用营养补充剂。

第十七周

孕期营养

这时的胎儿已经与成人的手掌一般大了。在接下来的 3 周时间里，胎儿的成长会开启"加速模式"，身长和体重都会增加两倍以上。虽然孕期还没过半，但胎儿看上去已经发育健全了，甚至还能吸吮手指头。

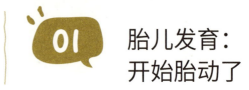

01 胎儿发育：开始胎动了

此时的胎儿变得非常灵活、顽皮，特别喜欢用手去抓或拉脐带，脐带成了他（她）的第一件玩具（图 17-1）。有时他（她）会把脐带抓得特别紧，紧到只能让一点点氧气通过，但孕妈妈们不用太过担心，胎儿可是非常聪明的，他（她）才不会让自己受到伤害。

胎儿的循环系统和泌尿系统都已经进入了正常的工作状态，肺也开始工作了，他（她）能够不断地吸入和呼出羊水了。

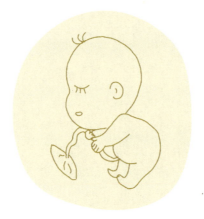

图 17-1　宝宝抓脐带的样子

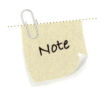

温馨提示　产检时，护士姐姐拿着多普勒超声探头贴着妈妈的肚子，已经能清楚地听到胎儿的心跳了。胎儿的动作开始活跃，大部分的孕妈妈在此时都能感受到胎动，一定觉得很奇妙吧！提醒你，小家伙现在能感受到妈妈的情绪变化了，所以保持好心情是最好的胎教哦！

02

多吃坚果、芝麻，
真的对宝宝有用吗

坚果 | 坚果中含有丰富的蛋白质和不饱和脂肪酸，对神经系统的发育有一定好处。不同类型的坚果中含有不同的营养成分，譬如核桃含有丰富的磷脂，可促进大脑皮质的发育；葵花子含有不饱和脂肪酸，能降低胆固醇；松子含有丰富的维生素，以及人体必需的脂肪酸；榛子富含磷、铁、钾等矿物质及烟酸。因此，每天吃一些混合坚果（图17-2），益处多多。

芝麻 | 特别是黑芝麻，含有丰富的钙、磷、铁，以及多种重要氨基酸和优质蛋白，对大脑发育非常有帮助，孕妈妈常吃可以预防便秘。平时可以将黑芝麻、黄豆、黑豆、红豆、大黄米、小米等喜欢的五谷淘洗干净，做成米糊或豆浆。

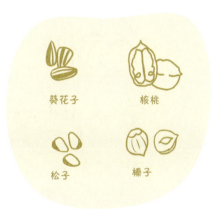

葵花子   核桃

松子   榛子

图 17-2　坚果

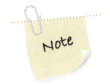

Note

温馨提示 坚果营养好但脂肪也不少，且孕期消化功能会相对减弱，因而不能过量进食，以每天25～30g为宜。15g坚果大概是1小捧花生，或1把松子，或1.5捧瓜子仁，或15颗巴旦木，每天2小份就差不多。如果感觉今天吃得油了，第二天还需要适当减少。
尽量挑选纯天然的坚果，少吃经过炒制、腌制，甚至是奶油味、焦糖味、五香味等市场上五花八门味道的调味坚果，这些中所含的添加剂不仅对身体没有好处，还可能掩盖坚果变质的迹象。

孕中期到了，孕妈妈会发现自己胃口大开，经常叫饿。考虑到怀孕后激素水平对血糖的影响，其实零食也是少食多餐的一部分，有助于防止餐前过度饥饿，因此可以准备一些健康零食，不管是上班还是在家，都能随时补充能量。

03

太饿了，我想吃零食，怎么办

不过，零食的选择是有讲究的，孕妈妈不能摄入大量油炸、高热量的零食，如薯片、巧克力派、果脯蜜饯，以及其他过度加工的食品（图 17-3）。这类食品会让人产生饱腹感，影响正餐摄入量。另外，食品中的添加剂还可能对宝宝造成不好的影响。

孕妈妈可以根据自身喜好，选择坚果和新鲜水果蔬菜作为零食，如开心果、核桃、苹果、番茄等，还可以选择全麦面包、麦片、粗粮饼干等，搭配新鲜的牛奶或酸奶等乳制品，可以达到饱腹的效果（图 17-4）。

图 17-3 薯片尽量不要吃

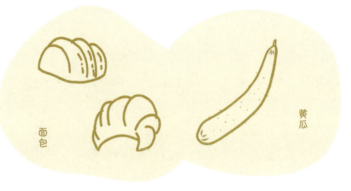

图 17-4 可以选择的零食

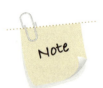

温馨提示

有的孕妈妈发现脚开始肿，就会有疑惑，这个时候是不是该控制盐的摄入呢？

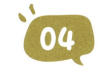

04 要控盐！应该怎么吃呢

其实，怀孕期间人体的新陈代谢比较旺盛，肾脏代谢也加快，钠离子丢失本来就比平时要多。孕妈妈会有不同程度的水肿，这主要还是子宫压迫导致下肢血流不畅引起的，这种情况限制盐的摄入量并没有多大效果（图 17-5）。另外，减少盐的摄入，会让孕妈妈对钠离子的调节失衡，低钠饮食还会让人食欲减退，影响蛋白质的摄入，不能满足胎儿生长发育的需要。

因此，如果是轻微水肿或控制较好的妊娠高血压孕妇，只需按推荐量摄入食盐，正常饮食即可。如果存在严重水肿和某些并发症，则需要在医生的指导下控制盐的摄入。

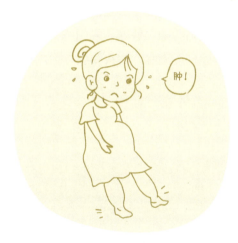

图 17-5 孕期水肿

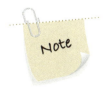

腌制食品、卤制食品、罐头食品、冷冻食品、熟食等含盐量较高，会增加体内钠离子的含量，加重孕期水肿。长期摄入高钠食物会对血管、心脏产生压力，不利于孕妈妈和宝宝的健康。

胎儿牙齿、骨骼的发育都离不开钙的支持，孕中期处于快速钙化时期，胎儿缺钙，会导致胎儿骨骼及牙齿发育不良、宫内发育迟缓，新生儿佝偻病（图17-6）、新生儿惊厥，还会发生颅骨软化、方颅、囟门闭合异常等疾病[19]。如果出现先天性喉软化症，还会阻碍宝宝呼吸，严重者可危及生命。如果孕妈妈缺钙，可能在孕期出现牙齿松动、四肢无力、腰背酸痛等，严重者会造成肌肉痉挛，引起小腿抽筋或手足抽搐等问题。因此，孕妈妈需要在早期营养补充的基础上增加钙的摄入（图17-7）。

05

补钙会不会让宝宝的脑袋变硬呀

那么，补钙会不会导致胎儿头太硬，不好生了？

其实，钙是不会直接在胎儿头骨沉积的，也就不会造成头骨变硬。只要胎儿发育成熟，头骨都是硬的。但胎儿的颅骨并不是一块完整的骨头，而是由额骨、颞骨、顶骨各两块以及枕骨构成的，骨与骨之间有缝隙，缝隙与囟门间有软组织遮盖。分娩时胎头骨缝并没有闭合，在产道挤压之下骨缝轻度重合，胎头变小，胎儿就能顺利娩出了。

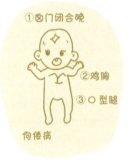

图 17-6 佝偻病

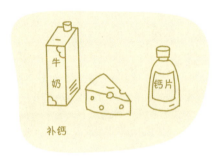

图 17-7 孕期补钙

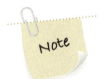

奶及奶制品、虾皮、豆类及其制品、芝麻、海带及部分绿叶菜是钙的良好来源（图17-8）。

植物草酸容易和钙结合，服用钙片时要避免与含草酸的蔬菜同食，如菠菜、竹笋等。

补钙的同时要注意多晒太阳，必要时补充维生素 D，以促进钙质的吸收。

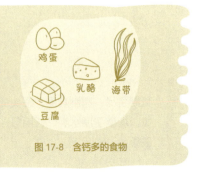

图 17-8 含钙多的食物

抱歉，并不会。但是，补充 DHA 有助于正常的大脑发育。DHA 是 ω-3 多不饱和脂肪酸家族的重要一员，也是神经系统细胞生长及维持的一种主要元素，对婴儿智力和视力发育至关重要 [20]。孕期适量摄入还可降低早产风险。

食物中的 ω-3 脂肪酸主要来源是油性鱼类，如野生鲑鱼、鲭鱼、鲱鱼、凤尾鱼和沙丁鱼（图 17-9），推荐孕妇每周摄入不少于 340g 海产品。但是，切记即使来源干净的鱼，也不要生吃，一定要煮熟。如果通过食物无法满足需要，可以考虑服用 DHA 补充剂。

06

补充 DHA 会让宝宝更聪明吗

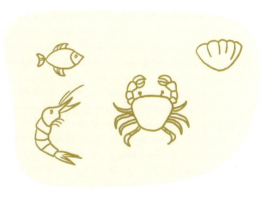

图 17-9　富含 DHA 的食物

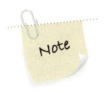

温馨提示　DHA 是可以在整个孕期吃的，但无论是否额外补充，孕妈妈依然要均衡饮食，同时补充适当的碳水化合物、脂肪和蛋白质，保证能量充足。

我最近胖了，
这体重算是在正常范围吗

孕早期（孕 12 周之前） [21] | 平均体重增加约 0.5～2.0kg。此时期体重增长较少，甚至因为早孕反应而导致体重下降，也是完全正常的。

孕中期（孕 13～27 周） | 体重每周增长应控制在 0.3～0.5kg。有些孕妈妈会发现食欲突然大增，总是会在半夜起来吃东西，还是要加以节制的。

孕晚期（孕 28～40 周） | 这是宝宝发育最快的一个时期，宝宝每周的体重增加约有 100～200g，而孕妈妈的体重增长平均每周应控制在 0.5kg 左右。

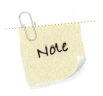

对孕前不同 BMI 的孕妈妈来讲，孕期理想的增重范围也不尽相同（表 17-1）。

温馨提示

表 17-1　BMI 与孕期增重范围关系表

孕前 BMI/(kg·m⁻²)	孕期适宜的增重范围 /kg
< 18.5	12.5 ～ 18.0
18.5 ～ 24.9	11.5 ～ 16.0
25 ～ 29.9	7.0 ～ 11.5
≥ 30	5.0 ～ 9.0

第十八周

孕期护腰

本周胎儿的生长进入了活跃期，手指尖和脚趾尖上的肉垫已经形成，也开始获得独一无二的身份标志——指纹。

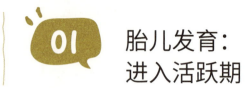

01 胎儿发育：进入活跃期

胎儿的感觉器官进入了发育的关键时期，大脑与各个感官间的信号连接已经形成，开始划分专门区域，分别掌管视觉、嗅觉、听觉、味觉和触觉。

尽管此时肺泡才刚开始发育，并不能工作，但胎儿已经开始通过吸入羊水练习呼吸了。

孕妈妈此时基本都能感受到明显的胎动了，有些活泼的胎儿此刻似乎打通了任督二脉，在妈妈的子宫里不停地翻着筋斗、扎着马步。跟他（她）说说话、做做简单的胎教活动，他（她）也会给出回应。

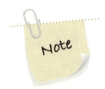

温馨提示

孕妈妈的肚子越来越大，身体的重心也在悄悄地改变，可能会感到有些行动不便。不必要的话尽量少穿高跟鞋，选择平底鞋或低跟鞋更为合适。
孕妈妈从这周开始，胃口可能变得出奇的好，不用过于担心身材走样的问题，科学均衡的营养搭配才是重点。

在办公室工作的孕妈妈，有时一坐就是好几个小时，久坐可能会引起孕妇不适，比如影响肠胃功能、血液循环，加重下肢水肿、便秘和痔疮。平时工作时，孕妈妈最好每个小时站起身来活动活动，以缓解腰部疲劳（图18-1）。

02

坐久了，腰背疼痛，怎么办

孕期要尽量选择有靠背的椅子，可以减轻上半身对盆腔的压力。坐下时双腿并拢，坐在椅垫中部，后背靠向椅背，可以垫一个靠枕，保持脊背伸展放松（图18-2）。

阳光晴朗的天气里，孕妈妈可以和家人一起去室外散散步（图18-3），带胎儿提前感受一下世界。散步前吃点小零食、喝点水来补充能量。散步时间以 30～60 分钟为宜。感觉疲劳时，可以随时停下休息，不要过度运动。如果是餐后散步，还可以促进胃肠蠕动，帮助消化吸收。

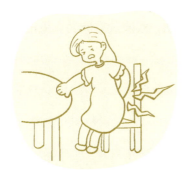

图 18-1　孕妇久坐容易不适

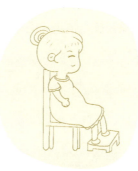

图 18-2　孕期注意坐姿

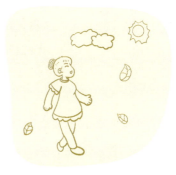

图 18-3　孕期散步

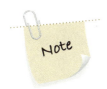

温馨提示

如果产检结果一切都好，千万不要一直卧床休息，可以适当做一些比较简单的运动，比如散步、瑜伽等，不但能帮助宝宝发育，而且适当锻炼可以控制孕妈妈的体重，有助于后期分娩。

乘坐飞机、火车、大巴或者长途自驾出行时，建议经常主动变换姿势、活动下肢。例如，双侧踝关节做类似于踩缝纫机的主动背屈动作，每次 50 下，间断进行。

孕妇托腹带主要是为妊娠中后期胎位较低或者腹部过大的孕妇设计的，利用托腹带将腹部托起，能够缓解骨盆间韧带松弛的问题、减少下肢的负担、增加腿部血液循环，对于妊娠期间下肢水肿、静脉曲张等可起到改善和预防的作用；也能够为背部提供一定的支撑，以改善腰背酸痛；同时，能起到保护胎位的作用。

03

孕妇托腹带是什么？有用吗

接下来，介绍两个有助于缓解腰背酸痛的运动。

| 强健腹肌和背肌运动 | 盘腿坐，挺直背部，双手放在膝盖上，配合呼吸，用手腕向下按压膝盖，让膝盖尽量接近床面。每日早晚各做 3 分钟。 |

| 增强骨盆和腰肌运动 | 仰卧在床上，双手伸直放在身体两侧，右腿屈膝，脚心平放于床上，膝盖慢慢向右倾倒，然后恢复原位。左侧做同样的动作。接着，两腿屈膝并拢，同时向左右两侧摆动，双肩紧靠床面。每日早晚各做 3 分钟 (图 18-4)。 |

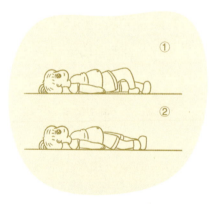

图 18-4　增强骨盆和腰肌运动

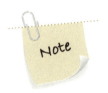

温馨提示

开始练习时不要勉强自己，孕妈妈可以根据身体状况选择合适的形式，并逐日增加运动量。

运动时以不感觉疲劳为宜。

运动前注意补充水分和能量，充分热身后再开始。

冬季运动时，注意及时擦干汗水避免吹风，预防感冒。

一旦运动过程中感到不适应立即停止，休息过后如未改善须及时就医。

怀孕之后，孕妈妈最好不要睡太软的床。从孕中、晚期开始，腹部的逐渐隆起连带着身子也变得笨重，质地较软的床垫会影响翻身，长时间仰卧位睡觉，变大的子宫容易压迫腹主动脉和下腔静脉，影响身体的血液循环，导致下肢水肿，甚至胎儿窘迫。另外，孕妈妈的脊椎会比以前向腰部前屈更明显，如果睡太软的床，整个孕期下来，脊椎的结构与形态会出现不同程度的改变（图18-5），进而可能压迫神经，加重腰部肌肉的负担，导致孕妈妈腰酸背痛。

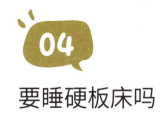

04

要睡硬板床吗

因此，孕妈妈最好不要使用过于柔软的床垫（图18-6），尽量使用相对有一定硬度但有弹性的床垫，这样能够更好地支撑身体，也能让孕妈妈保持更加健康的睡姿。有下肢水肿的孕妈妈也可以在小腿下垫棉被或枕头，来缓解水肿的症状。

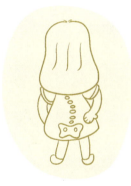

图 18-5　脊柱曲度改变

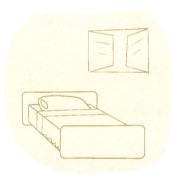

图 18-6　孕妈妈更适合睡硬板床

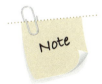

Note

孕期建议采取左侧卧位的姿势睡觉（图18-7）

• 可以保证胎盘的血液供给，提供宝宝生长发育所需的营养物质。

• 增加静脉回心血量，改善脑组织血供，同时可以缓解下肢水肿。

• 改善宫内胎儿的供氧状况，减少慢性缺氧和胎儿窘迫的发生。

• 当然，一整晚都是左侧卧也是很难受的，右侧睡也不是不可以，怎么舒服怎么睡，但切记不要长时间平躺。

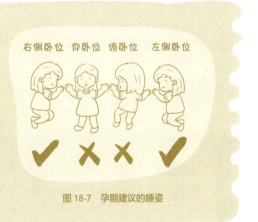

右侧卧位　仰卧位　俯卧位　左侧卧位

图 18-7　孕期建议的睡姿

孕妇出现腰酸背痛的情况是因为逐渐增大的子宫给腰背部肌肉带来的负担日益加重[22]。随着宝宝的成长，腰背部酸痛还会逐渐蔓延至下肢，引起一侧或双侧腿部疼痛。最好的缓解方法是保证充足有效的休息，避免长时间站立，并且在保证安全的情况下，适当活动腰部和背部。

05

怎么缓解
腰背酸痛

平时避免手拎重物（可以一个中等大小的西瓜重量做参照），很多时候可以让准爸爸代劳；常坐办公室的孕妈妈可以在座椅上放置一个靠垫来支撑背部；晚上睡觉时可以在腰背及双膝间放置小枕头缓解压力。

孕妈妈应选择大小合适、可支撑足弓的平跟鞋或低跟鞋，以缓解脊椎的压力，这可以有效减轻腰背酸痛的症状（图18-8）。

另外，孕期可多摄入富含钙的食物，补充钙剂对腰背酸痛也有一定缓解作用（图18-9）。

每晚睡前，准爸爸可以给孕妈妈进行适度的按摩或是用热毛巾在腰部进行局部热敷，不仅可以缓解孕妈妈身体上的不适，还能有效地改善睡眠质量。

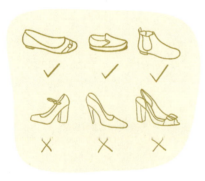

图 18-8　孕期合适的鞋子

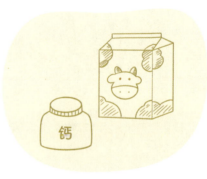

图 18-9　补钙很重要

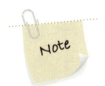

温馨提示　除了按摩，准爸爸还可以化身陪练，帮助孕妈妈运动起来，缓解疼痛。准爸爸的陪伴不仅能照顾到孕妈妈的安全，还能在她想偷懒时起到督促作用。

06 怎么选择孕期的 贴身衣物

内衣 | 纯棉面料的内衣柔软舒适、吸汗性好，且便于清洗，更适合孕妈妈敏感的肌肤，不易引起瘙痒、皮疹等问题。孕早期往往可以继续使用穿着原先的内衣；孕中期最好选择能有效支撑乳房底部及侧边的孕妇专用胸罩；孕后期可以选择承重、透气又舒适的全罩式胸罩。夏季孕妈妈可以选择轻薄透气的款式，要记住内衣不宜过紧，以免影响血液循环，导致乳房疾病。

内裤 | 建议孕妈妈选择纯棉质地且弹性较好的内裤。按照自己的腹围、臀围尺寸挑选，尽量宽松一些，穿着起来会更舒适。还可以选择可调节腰围样式的内裤，便于随时调节大小，适用于整个孕期。在颜色上选择白色或者其他较浅的颜色，方便及时观察阴道分泌物的情况（图 18-10 ）。

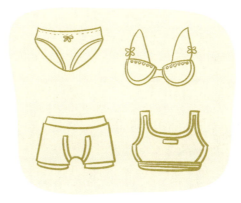

图 18-10　孕期合适的内衣裤

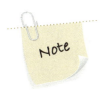

孕期容易出汗，阴道分泌物也会增多，孕妈妈要注意勤换内衣裤。换下的内衣裤要及时清洗干净，并且在有阳光和通风处晾晒。

孕妈妈最好不要使用按摩仪和筋膜枪。这类仪器是利用其特制的电机带动按摩枪头产生高频振动作用到肌肉深层，从而达到放松肌肉的功效（图18-11）。

07

可以使用按摩仪、筋膜枪吗

筋膜枪使用不当，不但不会缓解疼痛，还可能刺激血管，导致肌肉痉挛。筋膜枪是通过高频振动来进行按摩的，如果经常使用筋膜枪，可能会刺激身体穴位，牵扯腹部，导致子宫受到刺激，有发生先兆流产或早产的风险。

对孕妈妈来说，微电子脉冲型按摩仪释放的电流会刺激到胎儿，而物理机械型按摩仪的作用力又比较大，使用时可能刺激血管，导致肌肉痉挛。有些大型的按摩仪，还会产生一定的辐射，对宝宝的健康也可能产生影响。

另外，人体上的穴位较多，孕期很多地方都是不可以随意乱按的，但大多数孕妈妈并不了解穴位分布，使用这些仪器时就有可能按到刺激子宫的穴位，引起宫缩，严重时有发生先兆流产及早产的风险（图18-12）。

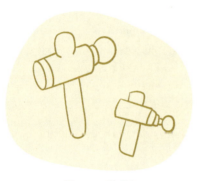

图 18-11 筋膜枪

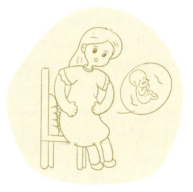

图 18-12 孕期不宜做的按摩

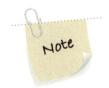

想要使用按摩仪器，可以选择远离腹部的部位，如手、小腿、脖子等。
若使用按摩仪、筋膜枪后产生不适，建议及时去医院就诊，在医生指导下进行治疗。
可以让准爸爸做一些轻柔的按摩动作。

温馨提示

记录宝宝

孕妈妈可能会有这样的疑惑：胎儿要在羊水里泡上足足十个月，皮肤得皱成什么样呀。别担心，这周宝宝的皮肤表面会分泌出一层白色、黏稠、滑滑的油脂状物质，这就是胎脂，它能够保护胎儿的皮肤，避免因长期浸泡在羊水中而受到损害。宝宝出生时，大多都会有胎脂残留，随后会慢慢吸收。所以，你的小宝贝还是长得很漂亮的。

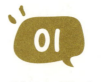

胎儿发育：
胃肠开始工作

胎儿的消化系统更加健全了，一天大约能吞咽 500ml 羊水，并从吞咽的羊水中吸收自己需要的水分。吸收后的物质进入血液，然后经过肾脏过滤，再次被排泄到羊膜腔内。消化道内未排泄掉的羊水堆积在肠道内，形成一种黏稠的糊状物质，这就是胎便，它能够促进肠道的蠕动。

大脑各个区域的细胞正在进行更细致的分化，传递信息变得更加顺畅和迅速，宝宝的动作逐渐灵活和协调，各种感觉都变得越来越清晰。

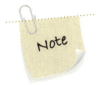

温馨提示

此时孕妈妈能够明显感觉到宝宝在肚子里动起来了。
你现在可以很容易地在肚脐下一横指的位置摸到自己的子宫。
孕妈妈的身体承受着额外的负担，会疲倦、犯困，有些孕妈妈还会出现水肿、血压升高、心跳加快等情况。要注意多休息，保证充足的睡眠。

家用多普勒胎心仪的出现极大地满足了孕妈妈们在家也能听胎心的想法，不少孕妈妈甚至要每天聆听宝宝"嘀嗒嘀嗒"的"平安家书"才会安心。通常，这些仪器上都会直接显示宝宝实时的胎心率，正常范围在 110～160 次 / 分钟，偶尔超过这个范围也无须过分担心，宝宝熟睡、抓捏脐带、正常的胎心率摆动或一过性变化都会导致胎心率上下波动。

02

宝宝有胎动啦，什么时候开始做胎心监护

胎心监护（图 19-1）很重要，产检时会增加此项检查，双胎妈妈可能会在更早的孕周就开始进行。在怀孕期间，可能出现各种原因导致胎儿宫内缺氧。在胎心监护过程中，医生通过连续监测宝宝的心跳，了解胎心与胎动和宫缩之间的关系，观察他在休息和活动时胎心的变化，可在缺氧早期及时发现异常并予以纠正。

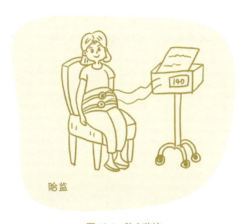

胎监

图 19-1　胎心监护

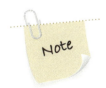

Note

听胎心或做胎心监护的注意事项
- 在检查前 30 分钟可以吃一些小点心或者巧克力，或是起身走动几圈，轻轻唤醒睡着的宝宝。
- 尽量选择一天中胎动最频繁的时间进行。
- 胎心监护至少要做 20 分钟，具体的时间需要根据胎儿配合的情况来决定，尽量选择一个舒服的姿势进行。

温馨提示

宝宝们的"性格"各有不同，有的安静温柔，有的活泼好动，表现出的胎动幅度也会不一样。有研究表明，胎儿在子宫内的活动状态能预示其出生后活动能力的强弱。正常情况下，胎儿时期活动能力强的婴儿，出生6个月以后，要比胎儿时期活动能力差的婴儿动作发展更快些。

03

动得多的孩子活跃，动得少的孩子安静，是这样吗

别看胎儿这时候还小，他（她）可是有感觉的，他（她）需要妈妈的爱与呵护，孕妈妈可以在孕期多多抚摸肚子。在腹部完全放松的状态下，先用手在肚子上来回抚摸几遍，然后用手指轻戳腹部的不同位置，并观察胎儿给出的不同反应，也可以跟随胎教音乐的节奏轻拍腹部。抚摸时，动作要轻柔，时间不宜超过10分钟。这个过程不仅能和宝宝交流情感，还能增加孕妈妈的幸福感，保持良好的心情。

经常抚摸是能够激发宝宝运动积极性的。也许刚开始不会有明显的回应，但这种信号是缓慢而有节奏的。只有通过多次互动，你们才能了解彼此，进而心有灵犀。

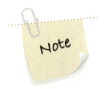

Note

温馨提示　如果胎儿踢得比平时剧烈，可以找一个舒适安静的地方坐下安抚他（她）。听听轻音乐，哼唱舒缓的歌曲，都会让他（她）放松下来，另外，跟他（她）说说话，轻抚腹部，也会有同样的效果。

随着胎儿的长大，胎动会越来越明显，孕妈妈能感觉到他（她）在里面拳打脚踢（图19-2）。尤其到了孕晚期，胎儿的力气更大了，孕妈妈会在半夜和清晨频繁感觉到胎动，有时胎儿的动静大点还会影响妈妈的睡眠。

04

宝宝为什么晚上动得多呢

这是什么原因呢？其实正常胎儿活动表现具有昼夜变化，通常下午和晚上为活动的高峰期。胎儿的睡眠觉醒周期在白天和晚上都会都发生。觉醒期，胎动多而强，而当宝宝进入睡眠期，则胎动少而弱，或完全没有胎动，持续 20 ~ 40 分钟，但很少超过 90 分钟。

另外，吃完晚饭后，孕妈妈体内血糖水平升高，宝宝也托妈妈的福，一起"吃饱喝足"有力气了，胎动就会变得频繁且明显。也有一部分原因是白天我们所处的环境纷繁嘈杂，孕妈妈也有自己需要关心的事情，不会把所有的注意力集中在肚子上，到了晚上夜深人静，宝宝的一丁点活动都会被妈妈精准捕捉。

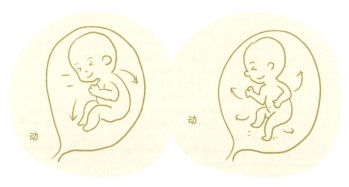

图 19-2　胎动频繁

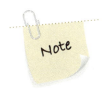

温馨提示　在胎动明显的时刻，爸爸妈妈要抓住机会和宝宝互动。称呼他（她）的小名，让他（她）感受到爸爸妈妈的爱。平时可以抚摸肚子，或跟着音乐有节奏地轻拍腹部，与宝宝对话。

到了孕中、晚期，孕妈妈长时间行走或站立后，或是感到疲劳时，会偶有小腹紧绷、发硬的感觉，但持续几十秒，就能自行缓解了，这时需要去医院检查吗？其实，这就是假性宫缩，是由于子宫肌层敏感性增强而出现的不规律宫缩。

05

有时感觉肚子发硬，需要去医院检查吗

随着孕周的增加，子宫体积增大、骨盆受压增加都会使得孕妈妈出现假性宫缩，出现的频率和时间因人而异。这可能与孕妈妈的腹壁脂肪厚度、活动量、精神因素，以及胎儿的大小、羊水量等很多因素有关。

假性宫缩一般可自行缓解，孕妈妈还可以试着变换体位或适当休息一下（图19-3）。

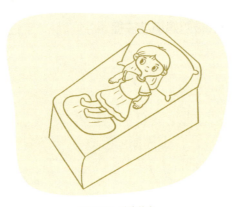

图 19-3　卧床休息

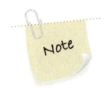

如果明确是"劳累"引起的假性宫缩，那么要注意调整工作强度，合理安排休息。如果是由于精神紧张、情绪大起大落引起的，建议孕妈妈在家人朋友的陪伴和帮助下缓和情绪，为宝宝营造一个轻松愉悦的心境。

如果一直存在频繁的假性宫缩，也可能造成流产或早产。孕妈妈需要引起重视，每日保证充分休息，放松心情。当出现阴道流血，以及疼痛间隔时间逐渐缩短、强度增加等异常情况时，要及时就医。

有的宝宝好动，有的宝宝喜静，只有孕妈妈自己才能摸清他（她）的脾气。胎儿不会无时无刻地动，也不会一直没动静，只要他（她）每天按规律在动就是比较安全的。

一旦发现胎动异常，应及时就医。医生会根据各种检查结果综合评估、分析、判断宝宝的情况，提出具体的应对措施，以保证母婴安全 (图 19-4)。

06

胎儿有时不停地动，有时又没什么反应，这正常吗

建议孕妈妈从妊娠 28 周开始坚持数胎动，这是每天要完成的功课。每天早、中、晚固定时间各数一次胎动，每次 1 小时。一般来说，1 小时胎动多于 3 次，表示胎儿在子宫内比较正常。也可将这 3 次胎动数相加再乘 4，算出 12 小时的胎动次数，若 ≥ 30 次为正常；若 < 20 次，提示胎儿在宫内可能异常；若 < 10 次，应警惕胎儿窘迫，及时前往医院就诊。平时也要定期超声检查，注意有无羊水过少。

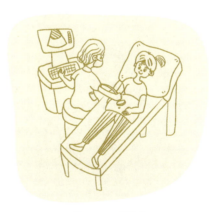

图 19-4　B 超检查

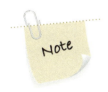

Note

温馨提示　数胎动时孕妈妈可以用一些小巧的物品，如硬币、纽扣等来帮助计数，或是使用专门进行胎动计数的小程序。

数胎动 (图19-5)，是孕妈妈自我监测胎儿宫内状况最简便、经济、有效的方法。你无法时时刻刻在医院做胎心监护，却时刻与宝宝相连，感受着他（她）的细微变化，如果忽略了来自肚子里宝宝的求救信号，可能造成无法挽回的后果。每个孕妈妈都有自己的胎动规律，一般情况下不会发生大的改变。

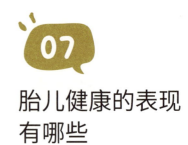

07
胎儿健康的表现有哪些

出现哪些情况要引起重视？

胎动减少意味着胎儿可能存在宫内缺氧，缺氧早期胎儿躁动不安，表现为胎动明显增加；当缺氧严重时，胎动减少、减弱，甚至消失，胎动消失后，胎心一般在 24～48 小时内消失。

当 12 小时内胎动计数累计少于 10 次或较之往日变化超过 50%，别犹豫了，快来医院!

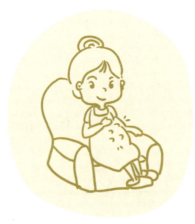

图 19-5　数胎动

温馨提示

数胎动要在每天的固定时间，并且处于相对安静的环境中，采取坐姿或者左侧卧位。

处于散步、听歌、逛街等吵闹环境中时，宝宝会受到外界影响，胎动往往较多，记录不够准确。

不是每动一下就算一次胎动。宝宝在翻身时会连续碰到子宫壁，这只能算作一次胎动。因此，3～5 分钟内的连续动作可合并为一次胎动。

宝宝会在肚子里打嗝，这时孕妈妈会感觉肚子一跳一跳的，跟胎动的感觉不太一样。要知道这并不是胎动，数胎动时要加以区分。

第二十周

胎教

等了这么久，宝宝的感官终于开始飞速发育了，此时味觉、嗅觉、听觉、视觉和触觉都已进入关键发育期。分管这些感觉的神经元在大脑中各司其职，形成记忆与思维的复杂神经元之间，联系也在增加。故而这个时候，宝宝已经可以用自己的小耳朵辨别外界的动静，认识爸爸妈妈的声音了。

01

胎儿发育：
认识妈妈的声音

宝宝的头发继续生长，皮肤也逐渐变厚。在四维彩超下，可以看到宝宝经常闭目养神，似老道士在清修中，其实他（她）的视网膜已经形成，紧闭的眼睑下，小眼睛正转来转去（图20-1）。他（她）的味蕾也在形成，会间接地影响妈妈的饮食口味。

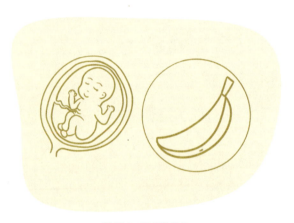

图 20-1　20 周的胎儿

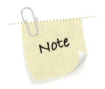

温馨提示　本周，你的子宫已经和肚脐差不多平行了，如果之前体重偏轻，那么现在可能需要多增加一些营养的摄入。对很多孕妈妈来说，这一阶段是孕期最轻松、最有精力的时期，早孕反应逐渐消失，身体也还不算笨重，孕妈妈可以给自己安排一次短途旅行，调节一下心情。

随着宝宝的发育，他（她）对外界的感知也越来越强烈。这时候，可以给宝宝取个小名或昵称，同他（她）每天打招呼，渐渐地，宝宝会熟悉自己的名字并对此产生回应（图20-2）。

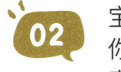

02 宝宝，你能听到我的声音吗

准爸爸、准妈妈可以根据日常生活中发生的事情，随意地与宝宝进行对话，可以是问候、聊天，也可以是期待、赞美，总体遵循简单、轻松、明快的原则。例如，"早上好，宝贝""宝宝醒了呀，昨晚睡得香吗""让爸爸看看小手在哪里""宝宝要快快长大哦""爸爸妈妈很爱很爱你"。

对话最好每次都能以相同的内容开始和结束，这样循环往复，可以加强宝宝对这些话的印象，增强他（她）的记忆力和理解力。

每天和宝宝进行这样简单的互动，宝宝就会逐渐熟悉爸爸妈妈的声音，待出生后听到这些声音时，就会有满满的安全感。

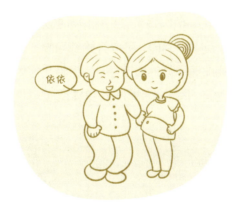

图 20-2　给胎儿取名字

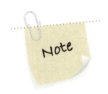

温馨提示

取小名时可以选择一些对父母有特殊意义的字，或是叠音字，或是喜爱的食物。要朗朗上口，便于发音，这样有利于宝宝记忆力的发育，开启胎教的第一步。

03 怎么做胎教更好呢

语言胎教 | 准爸爸、准妈妈可以让胎儿参与到日常生活中，随时随地与宝宝进行对话（图20-3）。譬如早晨起床时，可以对他（她）说"宝宝，妈妈要起床咯，等会儿一起去散步好吗"；准爸爸下班后，也可以和他（她）打招呼"爸爸回来了，看我给你们带了什么好吃的"；或是挑选一些有趣的绘本、优美的诗歌，在固定的时间读给宝宝听。

抚摸胎教 | 孕妈妈可以通过双手轻抚或有节奏地轻拍肚子与宝宝交流情感。抚触既可以刺激胎儿的感官，激发其运动积极性，又能让宝宝舒服愉悦，准妈妈在有意识、有规律地抚摸的同时，别忘了注意宝宝的反应形态和反应速度哦。

音乐胎教 | 选择舒缓、轻柔、温和、自然的音乐胎教。不同频率的声波刺激，可促进胎儿智力的发展，激发胎儿内部的潜能，使之具备丰富的想象力、深刻的洞察力、敏捷的反应能力、良好记忆力。并且，有研究表明，科学的音乐胎教可使宝宝出生后情绪更加稳定。

运动胎教 | 早孕反应逐渐消失后，孕妈妈可以重拾以前的爱好，游泳、孕期瑜伽、孕期体操都是不错的选择。到孕7月时，可以开始练习腹式呼吸，这不仅对缓解生产时的阵痛有帮助，还能加速母体的血液循环，为胎儿提供更好的成长环境。运动以孕妈妈不觉得疲累为宜，同时须密切关注身体反应，如有不适应当立即停止（图20-4）。

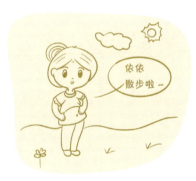

图 20-3 语言胎教

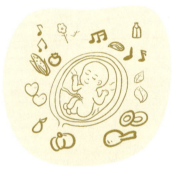

图 20-4 其他胎教方式

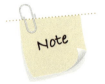

温馨提示 胎教不必操之过急，不必上来就整些千字文、唐诗宋词的。胎儿甚至婴幼儿时期，重要的不是学习文化知识，而是营造一个安全有爱的环境，让宝宝获得安全感、自信、爱与被爱。进行胎教时，孕妈妈的身心愉悦十分重要。

有研究表明，胎儿更喜欢低沉宽厚、有磁性的噪音。所以我们的准爸爸们一定不要偷懒哦。每天抽出一定的时间和宝宝说说话，经常称呼他（她）的小名，给他（她）讲讲故事、唱唱歌（图20-5）。

准爸爸积极参与胎教，可以与宝宝建立深厚的感情基础，更重要的是有助于锻炼胎儿的听力和记忆力。出生之后，宝宝仍然会记得这个声音，可以快速辨识出爸爸的声音和动作，会和爸爸很亲近。在宝宝哭闹时，爸爸也能帮助尽快安抚他（她）。

04

爸爸的声音是最好的胎教，是真的吗

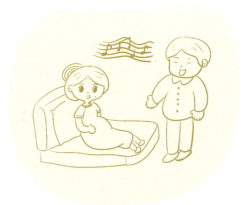

图 20-5　准爸爸唱歌

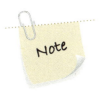

养育宝宝从来不是妈妈一个人的事，爸爸才是主力军。每天定时与孕妈妈一起参与胎教，不仅能让孕妈妈感受到爱人的重视和疼爱，还可以让宝宝体会到父亲的陪伴与爱护，有助于宝宝的智力发育和情绪稳定。

不同频率的声波刺激，在大脑皮质有不同的感受部位，因此选择合适的音乐胎教，等同于有规律地对胎儿实施良性刺激，可促进胎儿智力的发展，激发胎儿内部的潜能，使之具备丰富的想象力、深刻的洞察力、敏捷的反应能力、良好的记忆力。有研究表明，接受规则科学的音乐胎教的胎儿，出生后情绪更稳定。

05

宝宝，
听个摇滚可好

胎教音乐的音频控制在 500~1 500Hz，声音强度在 40~50dB 为宜，音乐的节奏最好以节拍器选择约 60~80 拍 /min 的慢节奏音乐（图20-6）。

在选择胎教音乐时要选择安静、舒缓的音乐，可以让孕妈妈和胎儿得到身心的愉悦；高亢、激烈、悲壮的音乐会影响胎儿的健康发育。如果孕妇听到激烈快速的音乐，不仅孕妇的心情不会得到平静，还会让胎儿听后受到惊扰，不利于身心健康，严重者还会造成婴儿畸形或者心理不健康（图20-7）。

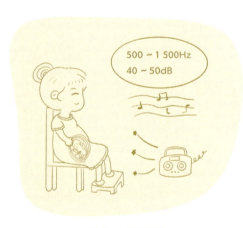

图 20-6　胎教音乐

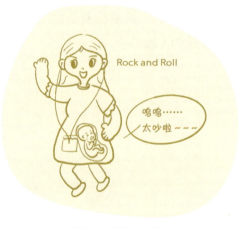

图 20-7　摇滚乐不合适

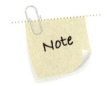

可以在每天的固定时间，进行两次 20 分钟左右的音乐胎教，最好选择宝宝清醒有胎动时进行，晚上临睡前也比较合适。播放音乐时，注意外放音源应距离孕妇 1 米以上，不能紧贴在腹壁上。

读胎教故事是最常见的胎教方法，一般准爸爸、准妈妈都会在睡前进行，建议选择多有拟声词和拟态词的篇章，可以刺激宝宝支配语言能力的大脑分区，促进宝宝语言能力发展（图20-8）。

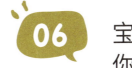

06 宝宝，你想听什么故事

讲的故事不需要有多么精彩丰富，在一段时间内多次重复一个故事，反而可以训练强化宝宝的听力。如此坚持一月左右，你会发现不知从哪天开始，宝宝开始用胎动与你互动，或是提醒你到点该讲故事啦，或是在你讲到精彩之处向你鼓掌呢（图20-9）。

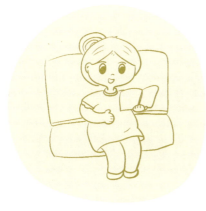

图20-8 给胎儿讲故事

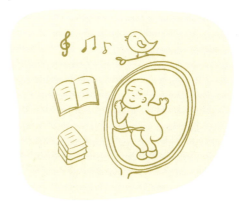

图20-9 胎儿贴近腹壁听声音

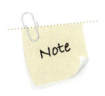

温馨提示

- 故事与童话：讲述时要带入感情，语速、语调等都要富于变化。
- 诗歌与散文：优美的意境和宁静的韵味可以稳定情绪。

孕期冥想也是许多孕妈妈比较喜欢的胎教方法之一，可以帮助孕期释放情绪，调整自己的身体状态，为宝宝的潜能开发提供良好的环境[23]。

07 孕期冥想，如何做好高质量的胎教

可以选择一天中安静又不会被打扰的时间段，比如晚上睡觉前，或是早上刚起床还没刷牙洗脸时，随意选择一个舒服的卧姿或盘坐，闭上双眼，做做深呼吸，在音乐中跟随指引放松身体的每个部分，然后开始想象未来宝宝的模样、他（她）此时此刻在羊水中做什么呢，并向他（她）表达自己的期待和爱意。有研究表明，孕妈妈的情绪、精神状态会影响体内激素水平和有关神经介质的分泌，而宝宝可以敏锐地感受到母亲的这种变化，从而间接影响其大脑发育[24]（图 20-10）。

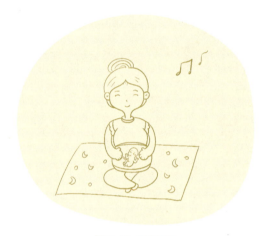

图 20-10　孕期冥想

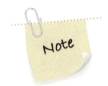

温馨提示　孕妈妈在孕期无聊的时候可以做一些有意义的事情，写写怀孕日记，记录孕期的点滴并留下美好的回忆；做做手工，学着用毛线给宝宝勾出一个小玩偶或小抱枕；重拾或开始一项以往的兴趣爱好，绘画、插花或是语言学习都是不错的选择。充实而有意义的生活会让孕妈妈的每一天都在积极美好中度过，就自然不会纠结那些无伤大雅的琐碎烦恼。要记得时时刻刻拥有好心情才是胎儿最好的胎教！

第二十一周

孕期痔疮

孕 20 周末，胎儿身长约 25cm，重约 320g，开始吞咽羊水，肾脏已能够制造尿液，胎儿的味蕾也已形成。那宝宝到底能不能品尝出味道呢？他（她）又是怎么品尝的呢？

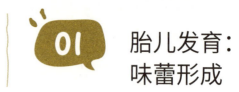

01 胎儿发育：味蕾形成

妊娠的第 16 周，胎儿的舌头开始慢慢发育出味蕾。第 20 周末，味蕾已经基本发育完成，胎儿开始"了解"食物的基本味道，而到了第 24 周左右，胎儿味觉基本发育得较为完善，有了味觉的偏好，可以尝出羊水是酸、甜、苦还是辣了（图 21-1）。

大家都知道孕妈妈和宝宝之间有一条连接带——脐带，脐带是母体与胎儿进行气体交换、营养物质供应和代谢产物排出的一个重要通道。简单来说就是孕妈妈通过脐带来给胎儿传输营养，并且食物的味道也会随着羊水散发开来。胎儿通过练习吸吮与吞咽动作，将羊水先吞进去，之后再吐出来或者排泄出来。在这吞吐的过程中，胎儿的味蕾逐渐发展，就能尝到羊水中的味道了，所以胎儿在孕妈妈肚子中也是津津有味地"吃饭"。

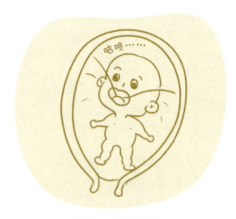

图 21-1　胎儿品尝羊水

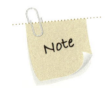

对孕妈妈来说，饮食上需要注意食物多样化，多吃蔬菜、水果，适量摄入蛋白质，如鱼、蛋、瘦肉，少盐少油，限制辛辣刺激、生冷的食物，禁止烟酒等，让胎儿在腹中健康发育成长。

孕妇是痔疮高发人群，尤其在妊娠晚期，约有 30% ～ 40% 的孕妈妈都会受到痔疮的影响（图 21-2）。主要有以下几个原因：①怀孕后，由于活动量减少，肠蠕动减慢，粪便在体内停留时间过长，水分被吸干，容易引起粪便干燥、排便困难，从而增加肛门压力，导致痔疮的发生；②随着孕周增加，胎儿不断生长，子宫也随之变大，阻碍盆腔内的血液回流，使直肠外静脉丛的血液淤滞，导致痔疮的发生；③妊娠期内分泌激素的影响，也更加容易诱发形成痔疮。

02

我痔疮了，怎么办

若孕妈妈发生了痔疮，应通过保守治疗的手段来缓解痔疮引起的疼痛、出血等症状，药物或手术治疗对于孕妈妈和胎儿存在较大禁忌。对于轻度的痔疮，可以通过积极的生活干预来缓解症状，一般可以逐步自愈。孕妈妈可以掌握以下 5 大防"痔"要点来缓解症状。

饮食｜多饮水，增加膳食纤维摄入，如五谷、蔬菜、水果等，限制高脂、辛辣刺激食物和饮酒。

运动｜避免久坐，积极运动，如散步、快走、游泳、瑜伽、提肛运动等。

情绪和充足睡眠｜保持愉快心情，避免过度紧张和担忧，保证充足的睡眠时间和质量。

排便｜调整不良排便习惯，如用力排便、久坐、久蹲等，注意不要在排便时玩手机、看书等。

促进血液循环｜排便之后用温水冲洗肛门，能改善局部血液循环，有效缓解痔疮的相关症状。

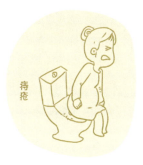

图 21-2 孕期出现痔疮

温馨提示｜多数常见的痔疮膏都含有麝香等成分，对子宫有兴奋作用，孕妈妈们切记要谨慎使用痔疮膏，应在专业医师的指导下合理使用痔疮膏。

提肛操，又称提肛运动，指有规律地进行肛门收缩、放松，一提一松（图21-3）。提肛运动促使肛门周围肌肉间接性收缩起到"泵"的作用，能增强肛门括约肌、肛提肌等盆底肌群的收缩与舒张。研究表明，提肛运动刺激肠壁感觉神经末梢，促进肠道的蠕动，利于粪便排出，可以有效预防和治疗孕期痔疮、缓解便秘，并缓解孕期压力性尿失禁等。

03

提肛操，
怎么做

怎么做提肛运动呢？

体位｜选取站立、坐立位或者躺着均可进行，随时随地可做。

方法｜思想集中，全身放松，深吸气，吸气时稍微用力收腹，有意识向上提收肛门（像忍住大便的样子），憋气5秒钟，然后缓缓呼气（嘴像吹蜡烛），放松肛门10秒钟，再重复上述动作。

频率｜每次进行10分钟左右，每日2～3次。

禁忌证｜若存在肛门局部感染、肛周脓肿等情况，不宜做提肛运动。

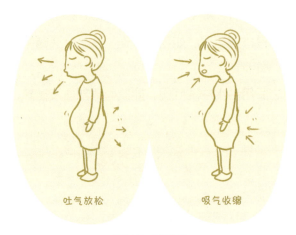

吐气放松　　　　　　吸气收缩

图 21-3　提肛运动

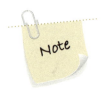

温馨提示｜提肛运动是一个循序渐进的过程，可避免肌肉由于运动过度而酸痛。不能急于求成，关键在于持之以恒。提肛运动简便易学，可操作性强，不受时间地点限制，无副作用。孕妈妈们，一起来锻炼吧！

随着孕周的增加，胎儿与子宫也随之增大，持久的负重压力使孕妈妈的骨盆前方，两侧耻骨的纤维软骨联合处发生了微小的错移，表现为耻骨联合距离增宽或上下错动，出现局部疼痛和下肢抬举困难等功能障碍表现，这就是耻骨联合分离（图21-4）。本质上是一种软组织损伤性疾病，会给孕妈妈带来身体上的痛苦和生活上的不便。

04

宝宝越来越大，发生耻骨联合分离如何应对

对于妊娠期耻骨联合分离，一般采取保守治疗，以侧卧休息为主，必要时可使用骨盆带支撑固定骨盆，也可在行走时使用助行器，减轻对骨盆的压力。

耻骨联合分离在妊娠期、分娩或产后都有可能发生，为预防或避免耻骨联合分离加重，孕妈妈们可以这样做

- 积极参加体育锻炼，以增强肌肉、韧带的张力和耐受力；
- 重视孕期产检，如有异常及时与专业人员联系，接受定期评估和咨询指导；
- 在妊娠期间可适当进行屈伸大腿练习，但要避免进行腰、臀部大幅度运动及其他剧烈运动；
- 疼痛加剧时，可在活动时选用骨盆带束缚骨盆，增加骨盆的承重力；
- 注意孕期营养和钙的补充，同时要防止胎儿过大，以免在分娩时加重耻骨联合分离；
- 孕晚期避免过久站立或者负重，已有症状者尽量减少活动，卧床休息，左侧卧位为宜；
- 放松心情，消除思想顾虑。

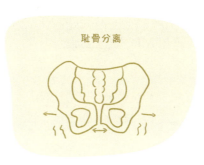

图 21-4　耻骨联合分离

温馨提示　若耻骨联合疼痛加剧，出现行走困难、坐骨神经痛等情况，请积极寻求专业医务人员的帮助。

05 要不要买收腹带

"收腹带能帮助排出恶露""收腹带可以快速恢复身材""收腹带可以固定内脏"。商家的宣传让收腹带变成了产后"恢复神器",许多孕妈妈都购买了价值不菲的收腹带,但是收腹带真的有这些神奇的作用吗?

目前,产后使用收腹带的主要作用是通过捆绑适当减轻剖宫产的伤口疼痛,起到支撑的作用,使产妇可以早期下床活动,减少下肢静脉血栓的形成。其实,使用普通的医用收腹带就可以满足这个要求,一般只需要在产后的 5~7 天内使用（图 21-5）。有研究指出,收腹带对于腹直肌分离的恢复有一定作用,但目前治疗产后腹直肌分离的最好方式,仍然是在医生的指导下进行腹部运动训练。

值得注意的是,收腹带能够帮助排出恶露、快速恢复身材、固定内脏等宣传功效都是误区。恶露在产后会逐渐排出,不需要收腹带帮忙;恢复身材则需要依靠运动,且是长时间、高频率的有氧运动;长期使用收腹带会影响血液循环,限制腰肌、腹背的活动,使恢复时间延长。另外,长期使用收腹带,还会造成腹压增高,使生殖器官韧带的支撑力下降,可能会出现子宫脱垂,起不到固定内脏的作用,反而存在很大隐患。

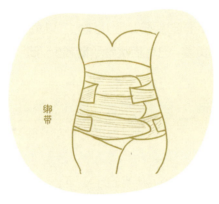

图 21-5 收腹带

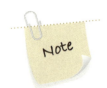

温馨提示 剖宫产或腹直肌分离的孕妈妈,可以按需准备收腹带,或者经专业医务人员评估后再行购买,无须盲目跟风。购买后也应当在专业医务人员指导下合理使用,以免造成不必要的损伤。

孕期痔疮容易发作，如果不重视的话会给孕妈妈带来不良影响。痔疮引起的反复便血可能会导致缺铁性贫血，不仅威胁孕妈妈自身的健康，而且对胎儿发育不利；同时，由于痔疮与女性的生殖器官相邻，容易引起阴道炎、附件炎等感染性疾病。

06

什么情况下的痔疮需要及时就医呢

痔疮的三大症状包括

便血 | 痔疮便血是鲜红色的，特点为排便时无痛性出血，不
（图21-6） 排便时不会出血。

痔脱出 | 程度较轻的痔脱出，可自行回纳；较重的痔脱出不能
（图21-7） 自行回纳，需要用手回纳；严重痔脱出则无法回纳。

疼痛 | 如果出现血栓、感染、嵌顿的情况，会导致肛门
（图21-8） 疼痛。

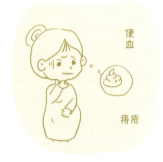

图21-6 便血

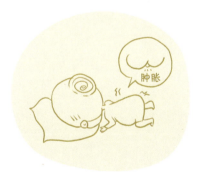

图21-7 痔脱出

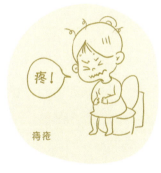

图21-8 痔疮疼痛

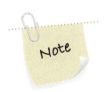

温馨提示

一旦发现上述症状加重，出现频繁或持续的便血、疼痛加剧、肛门下坠、肛周严重瘙痒等症状时，建议及时就医，根据医生的指导进行合理治疗，确保母子安全。

长痔疮的孕妈妈会顾虑痔疮是否会影响顺产。事实上，痔疮并非剖宫产的指征，是顺产还是剖宫产，要看孕妈妈是否存在剖宫产的指征。通常身体情况较好的产妇，产检各项指标符合顺产标准，医生一般会建议顺产。

07

孕期长痔疮会影响顺产吗

孕期长痔疮不会影响顺产，但在分娩过程中，产妇需要用力屏气、增加腹压来帮助胎儿娩出，这一过程通常会加重痔疮的脱出，可能会影响分娩之后的生活质量和产后恢复，但产后妈妈们可以在专业医务人员指导下，采用熏洗或用药的方式来缓解痔疮引起的不适症状（图21-9）。

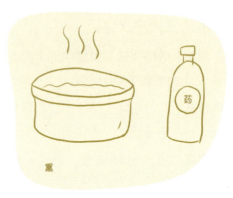

熏

图21-9 熏洗或用药来缓解痔疮的不适

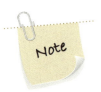

Note

温馨提示

大多数痔疮都可以通过专业的治疗得到缓解，所以孕妈妈即使患有痔疮也不必过于担心。

第二十二周

预防妊娠
高血压

胎儿的大脑随着孕周增加逐渐发育长大（图22-1）。在怀孕3～5个月的时候，神经元细胞会快速增殖，并达到高峰。怀孕约20周开始出现脑沟、脑回。这个时期，胎儿的神经系统会逐渐发育成熟，脑部发育也开始变得越来越复杂，且容易受到外界不利因素的影响，这些不利因素可能会导致大脑功能受损。

01

胎儿发育：大脑快速成长

因此，孕妈妈们一定要记住避免导致胎儿大脑发育异常的风险因素，比如叶酸、蛋白质补充不足或缺乏，或者使用一些不当的药物。平时需要注意摄入充足的营养，多食一些富含蛋白质、DHA的食物，如各种鱼类、豆制品、谷类。还要保证充足的睡眠，不能熬夜。怀孕后仍然上班的妈妈也要注意劳逸结合，不要过度劳累（图22-2）。

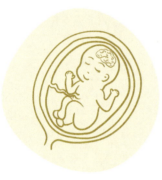

图 22-1　22 周的胎儿

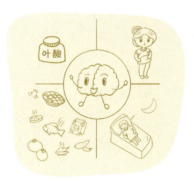

图 22-2　关注宝宝的大脑发育

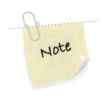

Note

温馨提示　这个阶段，孕妈妈要继续保持与胎儿的亲子交流，常见的音乐胎教、语言胎教、抚摸胎教都能很好地促进胎儿的大脑发育。

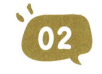

02

家里长辈有高血压，我也会有吗

这是有可能的！家族遗传是高血压的风险因素之一。此外，妊娠期高血压疾病的风险因素还包括孕妈妈自身的肾脏疾病、糖尿病、自身免疫病（如系统性红斑狼疮）、抗磷脂综合征、子痫前期既往史、多胎妊娠和肥胖等[25]。

对于具有风险因素的孕妈妈，孕前检查和产前检查显得更为重要。检查时，要告知医生自己的家族史和疾病史，以便医生全面评估，制定针对性的产检方案。当然，孕妈妈们也不用过度担心，存在风险因素并不代表就一定会出现高血压，保持健康的生活方式、合理运动以及健康饮食，能够降低妊娠期高血压疾病的发生概率。

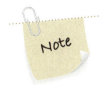

Note

温馨提示

各位孕妈妈要学会监测自己的血压，定期进行产检，做到早预警、早发现、早干预，这样才能保证孕妈妈和胎儿的健康平安。

有些孕妈妈听到医生说自己是妊娠高血压高危人群，就开始变得非常紧张（图22-3），整个孕期一直忧心忡忡、焦虑不安。实际上，孕妈妈如果一直精神紧张，反而容易出现血压波动异常，引发妊娠高血压，危害自身和胎儿的健康。因此，各位孕妈妈们要给自己积极的心理暗示，转移自己的注意力，适当聆听一些轻音乐，做放松训练，帮助缓解紧张焦虑情绪。

03

医生说我是妊娠高血压高危人群，每次产检都会紧张

还有一些孕妈妈会出现"白大衣高血压"，就是一到医院就会血压升高，而平时的血压或者动态血压都是正常的[26]。"白大衣高血压"约占普通人群的15%，占高血压患者的30%～40%。与血压正常者相比，"白大衣高血压"的患者10年后持续性高血压的发病率较高，患心血管疾病的风险也高于血压正常者。存在这种情况的孕妈妈，应在孕期加强对血压的动态检测，以明确是否为妊娠期间的"白大衣高血压"和隐匿性高血压。

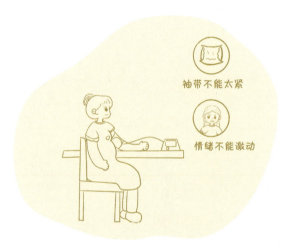

袖带不能太紧

情绪不能激动

图 22-3　妊娠高血压高危人群测血压

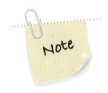

温馨提示　各位孕妈妈需要建立积极的心态，不要过度焦虑紧张，定期产检，做好自我血压监测，这样才能确保孕妈妈和胎儿的健康。

孕妈妈会很好奇，怎样会被打上"妊娠高血压"的标签呢？那就需要来认识一下什么叫"妊娠高血压"。妊娠高血压是指妊娠 20 周后出现的高血压症状，收缩压 ≥ 140mmHg 和 / 或舒张压 ≥ 90mmHg，于产后 12 周内恢复正常。简而言之，妊娠高血压就是怀孕前没有高血压，但在怀孕 20 周后出现，产后可恢复正常的高血压。妊娠高血压也有可能进一步发展成子痫前期或子痫。

04

怎么会被打上 "妊娠高血压"的 标签呢

妊娠高血压主要有三个指标 （图22-4）

- 血压高：两次血压达到或超过 140mmHg/90mmHg，即可作出诊断；
- 蛋白尿：取中段尿进行检查，凡 24 小时尿蛋白定量大于 0.5g 为异常，同时具有高血压和蛋白尿为子痫前期；
- 水肿。

那么，万一被贴上这个标签了，孕妈妈们该怎么控制血压呢？首先，需要注意休息，保证充足的睡眠，不要太劳累。其次，要保持健康的生活方式，制定合理的孕期体重管理计划，规律地进行孕期体力活动，在计划活动锻炼之前咨询专业医务人员，确认锻炼项目的安全性。另外，注意饮食不要太油腻，控制食盐的摄入（每天的摄入量应＜ 6g）。医生也会根据具体情况开具一些控制高血压的药物。

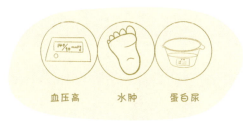

血压高　　水肿　　蛋白尿

图 22-4　妊娠高血压的指标

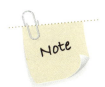

Note

温馨提示

有妊娠高血压的孕妈妈一定要严格遵医嘱用药，积极做好自我血压监测，家庭血压监测有助于确定日常活动中的血压平均值。非重度血压升高（重度指收缩压 ≥ 160mmHg 和 / 或舒张压 ≥ 110mmHg）的妊娠高血压孕妇，不一定要住院治疗，但需要定期去医院复诊。

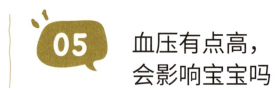

部分女性在怀孕期间会出现血压偏高的情况。

05 血压有点高，会影响宝宝吗

通常，对孕妈妈而言，轻度的高血压对胎儿的影响并不是很大。但是，若血压控制不佳，在严重的情况下，孕妈妈会出现全身小血管痉挛、脏器血流灌注减少，对自身健康造成危害。对胎儿来说，孕妈妈的血压过高也会引起胎盘供血不足（图22-5）、胎盘功能减退，可导致胎盘早剥、胎儿生长发育迟缓、早产，还容易使胎儿出现缺氧，引发胎儿窘迫。

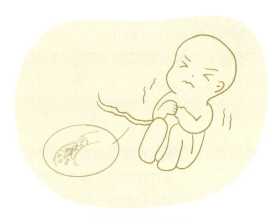

图 22-5　胎盘供血不足

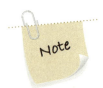

Note

温馨提示 血压有一点点偏高的孕妈妈们不用过于担心，通过定期产检、合理控制饮食、体重和自我监测血压变化，胎儿的生长发育都会保持良好。

怀孕期间，诊断为妊娠高血压的孕妈妈，一定要对自己的身体变化提高警惕。如果自觉出现以下情况，必须及时去医院就诊（图 22-6）

06 出现哪些情况需要及时就医呢

- 宝宝胎动比平时减少；
- 血压明显升高；
- 出现头晕、视物模糊、胸闷、憋气、上腹部不适、恶心、呕吐等症状；
- 下腹疼痛或者子宫规律地发紧发硬；
- 阴道出血或流出液体；
- 体重骤增、身体或手脚突然水肿；
- 尿量减少，尿色呈咖啡或酱油色。

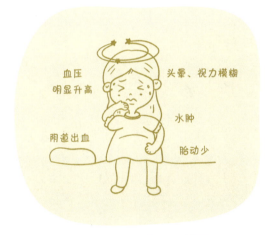

图 22-6　出现这些情况要及时就医

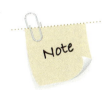

温馨提示　对于出现上述异常情况的孕妈妈，情况紧急，建议直接产科急诊就诊。

妊娠高血压是有可能导致早产的发生的。妊娠高血压容易引起胎盘供血不足，使胎盘功能下降，也可能会引起孕妈妈各脏器受损，影响胎儿在子宫内的安全和母体健康。随着孕周的增加，一些孕妈妈还可能会出现严重的并发症，导致身体不能耐受。

妊娠高血压真的会引起早产吗

为了保障孕妈妈和胎儿的安全，就有可能需要在未满 37 周（也就是"未足月"）时采取引产或剖宫产的方式终止妊娠（图 22-7）。这意味着胎儿面临早产的风险，早产可能会影响胎儿出生后的生理功能，出现一些早产儿相关并发症。

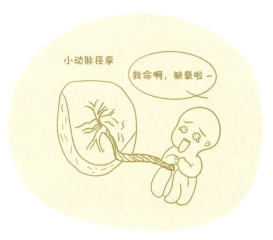

图 22-7　妊娠高血压孕妇可能早产

温馨提示　对于妊娠高血压的孕妈妈，一定要定时产检，加强监测，做到早预警、早发现、早治疗，这样才能既保障孕妈妈自身的健康，也为胎儿创造安全生长发育的港湾。

第二十三周

孕期肠胃问题

经过五个多月不断吸收养分、持续发育，在孕 23 周时，胎儿身长约 25～30cm，体重约 500g，差不多是两个火龙果那么重。从孕 5 月起，胎儿的体重就呈线性增长，骨骼、肌肉都在逐步增长，身材越来越匀称，活动也明显增加。

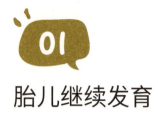

01

胎儿继续发育

如果孕妈妈的腹壁肌肉和脂肪层较薄，此时或许能从腹壁触及好动宝宝的胎体轮廓呢。胎儿现阶段的皮肤色红且褶皱较多，是因为皮下脂肪还没有产生，皮肤的褶皱给皮下脂肪的生长留下空间。孕 23 周是胎儿各脏器发育的重要阶段。此时，胎儿的嘴唇、眉毛和眼睫毛开始出现，视网膜初步发育完成，胎儿内、外及中耳已形成，也就是说，胎儿这个时候开始具备了微弱的视觉，也能稍微听见一些声音了。同时，肺部的细小支气管和肺泡也正在发育中。

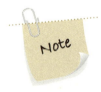

各位孕妈妈和准爸爸从这一阶段开始，不妨多跟肚子里的胎儿说说话，让宝宝更加熟悉爸爸妈妈的声音（图 23-1）。

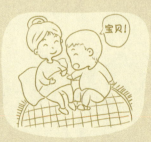

图 23-1　准爸爸妈妈和胎儿说话

很多孕妈妈在孕期会出现胃胀气（图23-2）。这正常吗？其实这是孕期常见的现象，主要与孕期体内激素分泌改变有关，孕激素使胃肠道蠕动减慢，胃排空时间延长，就容易出现上腹部饱满感，导致孕妈妈出现胃胀，或伴有恶心、呕吐。

02

有时候感觉胃胀，
有东西顶着，正常吗

同时，这一时期，胎儿也在持续发育，子宫不断扩大，孕妈妈的肠胃逐渐受到压迫，所以还可能会出现胃部有一种被顶着的感觉（图23-3）。一般来说，轻度的胃胀感是妊娠期常见的症状，通常无须特殊处理。

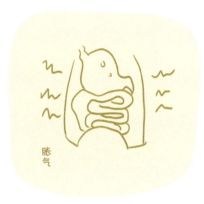

图 23-2　孕期胃胀气

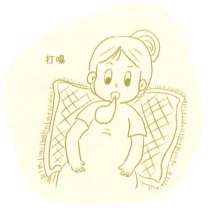

图 23-3　胃胀气引起的不适

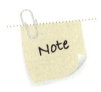

温馨提示

有上述症状的孕妈妈可以尝试通过调整饮食来缓解不适，选择低脂、高蛋白、高能量的食物，如低脂酸奶、面包等，避免重油腻、重气味、辛辣的食物，多吃富含膳食纤维的新鲜水果、蔬菜，如苹果、梨、芹菜等。

按揉腕横纹正中上3横指的内关穴，以感到酸胀为度，有行气降逆止呕之功效。

孕期需要适当活动，如散步、孕期瑜伽等，可以促进胃肠蠕动。如果胃胀持续不缓解，可能与胃肠道病变有关，建议孕妈妈及时前往医院就诊。

在怀孕期间，首先，孕激素浓度增加会降低结肠平滑肌的活动，延长排空时间；其次，增大的子宫和胎先露对肠道下端产生压迫；此外，孕期运动减少，饮食、生活习惯改变，这些都会使便秘成为孕妈妈的常见主诉。

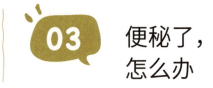

03 便秘了，怎么办

多数便秘情况可通过饮食调整、运动、改变如厕习惯等方式来改善。饮食方面，建议增加膳食纤维和液体的摄入，每天清晨饮一杯水，多吃易消化、富含纤维和维生素的蔬菜水果，食用酸奶等益生菌，有助于食物的消化，促进排便。运动方面，无运动禁忌证的孕妈妈可以在整个孕期进行适量运动，如散步、适度的家务活动等，不要在饭后立即躺下休息。如厕习惯方面，养成每天定时排便的习惯。

温馨提示

考虑到怀孕期间的特殊情况，饮食和活动调整无效时，建议在医生的指导下使用通便药物（如乳果糖等）。需要注意的是，不建议便秘的孕妈妈使用开塞露、蓖麻油等药物（图23-4），以避免引发子宫收缩。

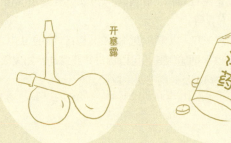

图 23-4　孕期便秘禁用药

由于怀孕期间体内激素分泌增多，很多孕妈妈会出现味觉明显下降的现象，总觉得吃什么都没味道，心理就会琢磨这样的问题："我可以吃零食吗？"

04 嘴巴没味道，我想吃零食

答案是，当然可以吃。从孕中期开始，胎儿生长发育逐渐加速，对营养的需求也逐渐增大，所以嘴巴没味道的孕妈妈可以合理摄入"零食"，但要注意零食的种类。

一般建议孕妈妈少食多餐，避免吃辛辣等强刺激性的食物，可以把水果、酸奶和坚果等作为零食，在每顿正餐之间适量摄入。比如，可以吃些苹果、无花果、香蕉等新鲜水果。如果缺乏食欲，也可尝试吃些番茄、杨梅、樱桃或柑橘，这些水果口味酸甜，可以促进食欲，且富含多种维生素。这一时期，母体和胎儿对能量以及蛋白质、钙、铁等营养素的需求增大，奶制品、鱼、禽、蛋、瘦肉是优质蛋白的主要膳食来源，建议适当摄入一些常温低糖酸奶，每日摄入一小包坚果类食物，如葵花子、开心果、腰果等，对胎儿发育也具有积极作用（图23-5）。

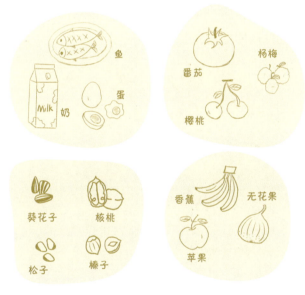

图 23-5　孕期建议吃的零食

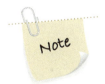

零食的总量需要控制，不能摄入过多。不建议食用饮料或过多的甜食，以免糖分摄入过多，增加妊娠糖尿病或巨大儿的发生风险。注意营养均衡，保持好心情！

腹痛是怀孕期间的常见症状之一，孕期有很多因素可引起腹痛。所以，孕妈妈若出现腹痛的症状，需要注意区分，有些是孕期正常的生理现象，有些则是由疾病引起的（图23-6）。

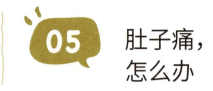

05 肚子痛，怎么办

受孕一周左右，受精卵着床会引起下腹部出现轻微的痉挛、酸痛感；孕早期，随着子宫增大，子宫韧带受到牵拉可引起下腹部轻微疼痛；孕中期，变大的子宫会压迫胃肠道等器官，腹腔韧带也会受到牵拉，引起肚脐周围轻微疼痛；孕晚期后，不规则宫缩、胎动、假临产等因素也会引起孕妈妈腹痛。这些都属于生理性腹痛，疼痛较轻，持续时间短，一般不需要特别处理，适当休息立刻可以缓解，孕妈妈们不必过于担心。

若出现腹痛伴阴道出血，在怀孕早期可能考虑流产、异位妊娠或葡萄胎；若在孕晚期出现腹痛伴阴道出血，则考虑有胎盘早剥或子宫破裂的可能。腹痛伴发热、恶心、呕吐，则怀疑可能由感染性疾病引起，考虑盆腹腔脏器破裂导致的急性腹膜炎，如阑尾穿孔、急性胆囊炎、急性胰腺炎等。此外，如果孕妈妈不小心着凉了，或不注意饮食卫生，吃了过冷或变质的食物，也可能会出现腹痛的情况。如果出现这些腹痛的情况，都需要及时去医院就诊，对症治疗处理，避免病情发生恶化。

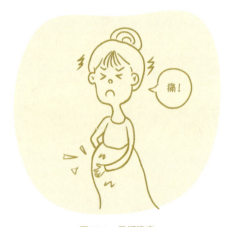

图 23-6　孕期腹痛

怀孕期间出现腹痛的情况，可能由不同原因引起，建议孕妈妈及时就医检查，让专业的医生来判断，切不可掉以轻心，也不能盲目自行用药。

子宫肌瘤是一种常见的妇科疾病（图23-7）。怀孕前遇到子宫肌瘤究竟要不要手术，成为很多女性的困扰。其实，小的肌瘤（小于4cm的非子宫黏膜下肌瘤）发生不良结局风险的概率是比较低的，如果不影响子宫腔形态，也不存在不孕的情况，可以先观察，不用手术干预，直接选择备孕。

06

怀孕前有子宫肌瘤，要不要手术呢

子宫黏膜下肌瘤个体体积大，且生长方向朝向子宫腔内部，对正常子宫的结构破坏大，容易造成子宫变形，阻碍孕囊着床或影响精子进入宫腔，因此容易引发不孕和流产，这类肌瘤通常需要手术治疗。

还有子宫肌壁间肌瘤（位于子宫肌壁间）和子宫浆膜下肌瘤（主要位于子宫表层向外突出），两者都没有深入子宫内腔生长，但若肌瘤体积较大，数量较多，也会影响备孕，需要在怀孕前进行手术切除。

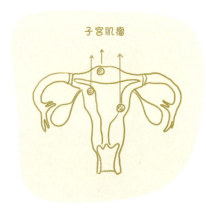

图 23-7　子宫肌瘤

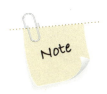

温馨提示　很多女性都有子宫肌瘤，大多数人即使有肌瘤，也可以正常怀孕并安全地生下宝宝。所以，在怀孕之前发现子宫肌瘤的女性，不用过度紧张，听从专业医生的建议，定期检查，选择适合自己的处理方案。

孕妈妈如果在孕期犯了肠胃炎（图23-8），出现食欲缺乏、恶心、腹痛、腹胀或腹泻等症状，应先回顾一下自己摄入的食物来源和种类，是否因为饮食不洁、进食大量辛辣油腻食物，或连续冷热交替进食所致。

07

孕期肠胃炎犯了怎么办

如症状较轻，仅表现为食欲缺乏、恶心等症状，建议卧床休息，酌情短期禁食，然后以清淡、易消化的流质饮食为主，注意饮食卫生，不可进食生冷、油腻和辛辣刺激性食物；补充水分，可以在白开水中加入少量的糖和盐。如果症状较重，出现剧烈腹痛，或频繁腹泻、呕吐等症状，容易刺激子宫收缩，导致流产、早产等情况的发生，需要及时去医院就诊，在医生的指导下使用相应药物进行治疗。

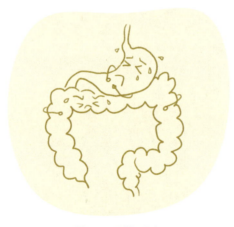

图 23-8　孕期肠胃炎

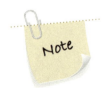

Note

♡温馨提示

孕妈妈出现腹痛、腹泻等肠胃炎症状时，请及时去医院就诊，明确病因，不可盲目自行用药。

第二十四周

妊娠糖尿病

孕 24 周时，孕妈妈的肚子越来越大了，这一阶段肚子隆起最高处基本已经达肚脐上一横指，胎动也变得频繁起来，胎儿和妈妈的互动也越来越多了。24 周的胎儿在妈妈的肚子里已经有模有样啦。现在胎儿的身长约 30cm，体重约 630g，宝宝各器官均已发育，已经长出了眉毛和睫毛，是个眉清目秀的小可爱了。

由于全身皮下脂肪刚刚开始沉积，宝宝的皮肤还是皱皱巴巴的，肺部也在不断发育中，开始了呼吸运动。这个时候已经可以通过 B 超对胎儿进行系统检查，并能筛查胎儿是否存在大畸形等特殊情况了（图 24-1）。

01

胎儿发育：
已经有模有样啦

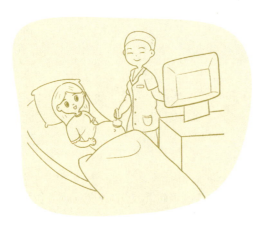

图 24-1 "大排畸"检查

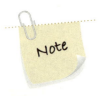

温馨提示

亲爱的孕妈妈们，孕期辛苦啦！怀孕旅程走到了孕中期，还要继续努力，配合定期产检，保证合理均衡营养，让胎儿一天天健康茁壮成长。

OGTT，中文名称叫做口服葡萄糖耐量试验，是用于临床筛查妊娠糖尿病（gestational diabetes mellitus，GDM）的主要方法，俗称"糖筛"，通常在孕 24 ~ 28 周之间进行。OGTT 是一种葡萄糖负荷试验，反映机体对血糖水平的调节能力。每一位孕妈妈都需要在孕中期做 OGTT 筛查。

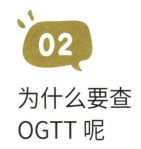

02

为什么要查 OGTT 呢

如果存在以下糖尿病高危因素 | BMI 较高或缺乏运动、有妊娠糖尿病史或不良妊娠结局史、有患糖尿病的一级亲属、巨大儿分娩史、高血压、心血管疾病史、妊娠年龄超过 35 岁，孕妈妈就更应重视 OGTT 筛查。

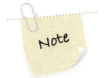

对于每一位孕妈妈来说，孕期 OGTT 检查不能少，但是也不必过于担心 OGTT 检查或自己的血糖控制不好。孕妈妈需要定期做好产检，听从专业医务人员意见，科学地控制血糖。

孕妈妈约了今天来做 OGTT 检查。具体检查方法：抽取空腹血糖→5 分钟内口服含 75g 葡萄糖的液体 300ml →于服糖水后 1 小时、2 小时抽取静脉血（从开始饮用葡萄糖水计算时间）→测定血浆葡萄糖水平（图24-2）。

03

今天做 OGTT 啦，祝我过关

拿到报告后，孕妈妈会很迫切地想知道结果是否正常，怎么才能看懂OGTT报告呢？糖耐量的正常值为：空腹血糖＜ 5.1mmol/L，服糖后 1 小时＜ 10.0mmol/L，服糖后 2 小时＜ 8.5mmo/L（图24-3）。任何一个血糖值达到或超过上述标准即诊断为妊娠糖尿病。

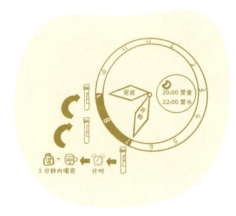

图24-2　OGTT

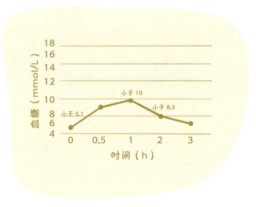

图 24-3　妊娠糖尿病诊断标准

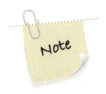

Note

温馨提示　三个血糖值都在上述正常范围内的孕妈妈，祝贺你过关啦！不过这次"过关"并不意味着在之后的孕期旅程中可以"胡吃海喝"，还是要注意做好自身的饮食和运动管理。

妊娠糖尿病对于孕妈妈和胎儿的影响程度取决于糖尿病的具体病情及血糖控制水平，所以已经发现血糖偏高的孕妈妈一定要科学地控制血糖。养成健康的生活方式是控制血糖的关键，推荐将控制饮食和适当运动二者相结合[27]（图24-4）。

04
我的血糖怎么会高了呢，我要怎么办

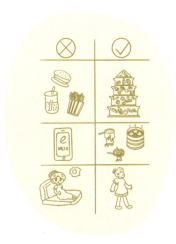

图 24-4　控糖法则：饮食运动相结合

饮食疗法

严格控制饮食 | 少量多餐，将三餐变为"6"餐：一早餐，二正餐，一宵夜，二加餐。妊娠早期不低于 1 600kcal/d，妊娠中、晚期 1 800 ~ 2 200kcal/d，碳水化合物每日不低于 175g 占总热量的 50% ~ 60%，蛋白质不低于 70g，膳食纤维每日 25 ~ 30g，饱和脂肪酸不超过总能量摄入的 7%，限制反式脂肪酸的摄入。多吃升糖指数低的食物，少吃升糖指数高的食物。低升糖指数的食物有极少加工的粗粮、豆类、乳类及乳制品、薯类（如魔芋、芋头）、含果酸较多的水果（如苹果、桃、杏、李子、樱桃、猕猴桃、柚、葡萄）

一日食谱推荐 | 主食类：生重 250g/d，粗粮占 1/2。

蔬菜类：生重 500g/d，深绿色蔬菜占 60% ~ 70%。

水果类：生重 200 ~ 250g/d。

豆制品：100g/d。

肉类：100g/d。

鸡蛋：1 个 /d。

调味品：油 25g/d、盐 6g/d。

牛奶：250 ~ 500ml/d。

运动疗法

运动类型 | 推荐糖妈妈进行中等强度的运动，且妊娠期进行有氧运动结合抗阻运动的混合运动模式比单独进行有氧运动更能改善妊娠结局。

运动时间 | 可以从每次持续 10min 运动开始，逐步延长至 30min，其中可穿插必要的间歇，建议餐后运动。

运动频率 | 一周中至少 5d，每天进行 30min。

运动口诀 | 记住"1.3.5.7 原则"，即从餐后 1h 开始，每次 30min 左右，每周不少于 5d，安全运动心率 =170 − 年龄。

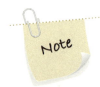

温馨提示

高血糖的孕妈妈，一定要重视血糖问题，但不必过于担心，多数情况下，通过科学的饮食调整和适量运动，血糖可以得到很好的控制。如果血糖控制不佳，则需要在专业医务人员的指导下接受药物治疗。

患妊娠糖尿病的孕妈妈需要动态监测血糖。血糖监测不需要反复采集静脉血，对于大多数"糖妈妈"，采用血糖仪和配套的血糖试纸，就可以在家中监测手指毛细血管的血糖值。

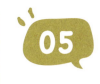

05 我要怎么自己测血糖呢，有什么需要注意的

新诊断的高血糖孕妈妈、血糖控制不良或不稳定者，以及妊娠期应用胰岛素治疗者，应每日监测血糖 7 次，包括三餐前 30 分钟、三餐后 2 小时和夜间血糖（表 24-1）。胰岛素治疗血糖控制稳定者，应每周至少行血糖轮廓试验 1 次，根据血糖监测结果及时调整胰岛素用量。不需要胰岛素治疗的 GDM 孕妇，建议每周至少监测 1 次全天血糖，包括空腹血糖、三餐后 2 小时血糖。

表 24-1　孕妇血糖正常值范围

时间	血糖浓度 /（mmol·L^{-1}）
空腹、餐前 30 分钟及夜间血糖	3.3 ~ 5.3
餐后 2 小时血糖	4.4 ~ 6.7

自测血糖的操作步骤（图 24-6）

操作前用温水洗手，然后手臂自然下垂 15 ~ 20 秒，使指端末梢血液充盈。用自动血器穿刺时，要将采血器紧压在采血皮肤上，再将采血针弹出。

穿刺部位选择手指头掌面两侧，不要选在指头掌面的正中或指尖，以减轻疼痛和减少创面污染机会。

穿刺时要等待消毒酒精充分干燥，以免对试纸起反应，出现异常数值而干扰测定结果。

穿刺结束让血液自然流出，可让手指下垂，轻轻按压手指根部，促进血液流出，不可用力挤压穿刺部位，使组织液把血液稀释，导致测定结果降低。

血量多少直接影响血糖值结果，注意阅读说明书上对血量的要求和判断方法（图 24-5）。

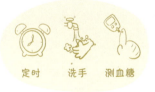

定时　洗手　测血糖

图 24-5　自测血糖

Note

温馨提示

自我监测血糖需要血糖仪、血糖试纸和采血针，操作简便，结果易读。提醒"糖妈妈"们定期验证血糖仪器的准确性，可以用仪器所带的模拟血糖液，也可利用到医院查静脉血糖的机会，在抽静脉血同时用血糖仪测定血糖进行核对；还要定期检查血糖试纸的有效期，确保不会由于试纸过期而影响测量值。

首先我们要消除一个误区，不是所有的妊娠糖尿病孕妇都需要通过打胰岛素来控制血糖，大多数"糖妈妈"通过生活方式干预即可使血糖控制达标。

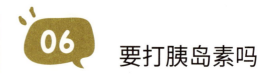

06 要打胰岛素吗

那么，什么情况下要打胰岛素呢？

- 在严格控制饮食和适量运动相结合的情况下，血糖控制仍然不达标、血糖控制不满意的情况下，需要打胰岛素控制血糖。
- 血糖控制相对满意，但是总是出现饥饿感或反复出现尿酮体。
- 胎儿出现生长发育停滞。

每个人对注射用胰岛素的敏感度不同，所以使用胰岛素的量也因人而异。一般从小剂量开始，根据病情、孕期进展及血糖值进行调整，力求将血糖控制在正常范围内（图24-6）。

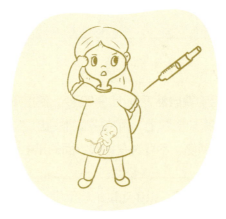

图 24-6 打胰岛素控制血糖

要打胰岛素的孕妈妈们一定谨遵医嘱用量，千万不可私自加减用量或漏用。

07 妊娠糖尿病对 胎儿有哪些危害

妊娠糖尿病对胎儿的危害较多，可增加流产，导致胎儿在宫内生长发育受限、早产、胎儿窘迫、胎死宫内、胎儿畸形、巨大儿、新生儿低血糖等情况发生（图24-7）。

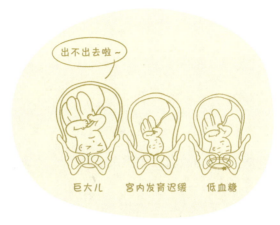

图 24-7　妊娠糖尿病对胎儿的影响

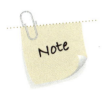

知道了妊娠糖尿病对胎儿的危害，孕妈妈一定要积极配合医生，定期进行产检，监测胎儿的生长情况。比如通过 B 超监测胎儿生长发育，进行产前筛查，检查胎儿中枢神经系统和心脏的发育情况，尤其注意监测胎儿腹围和羊水量的变化等。同时，提醒孕妈妈们从孕 28 周开始认真数好胎动。

第二十五周

应对妊娠
糖尿病

胎儿体重又增加了，已有 750g 左右了，子宫对他（她）来说也不再是"大房子"，他（她）的身体会保持一种蜷曲的姿势。

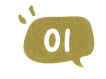

01 胎儿发育：品尝羊水

宝宝的鼻孔开始张开了，口腔和嘴唇的神经也越来越敏感，开始品尝羊水的味道了。在 B 超检查中，有时可以看到宝宝的嘴一张一合的样子，很是可爱（图 25-1）。

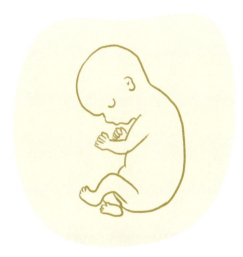

图 25-1　25 周的胎儿

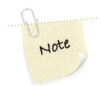

温馨提示　孕妈妈可能会发现腹部和乳房上长出了一些暗红色的妊娠纹，脸上的妊娠斑似乎也明显了，腰腿酸痛也愈发厉害，还可能出现眼睛发干、发涩、怕光等，不必过于担心。若不适症状严重影响到孕期的生活和工作，请及时就医。

据统计，我国约有 17.5% 的孕妇会发生高血糖。妊娠期高血糖包括妊娠期不同类型的糖代谢异常，不仅会导致巨大儿、早产、子痫前期等不良妊娠发生风险的增加，新生儿发生低血糖、高胆红素血症及新生儿呼吸窘迫综合征的风险也会增加。

02

我是妊娠期高血糖的高危人群吗

孕妈妈要想判断自己是不是妊娠期高血糖的高危人群，可以看看是否具有以下高危因素：肥胖（尤其是重度肥胖）、一级亲属患有 2 型糖尿病、冠心病史、慢性高血压、高密度脂蛋白胆固醇＜ 1mmol/L 和 / 或甘油三酯＞ 2.8mmol/L、GDM 史或巨大儿分娩史、多囊卵巢综合征史、早孕期空腹尿糖反复阳性、年龄≥ 32 岁等。

Note

被确诊为妊娠期高血糖的孕妈妈可以先通过合理饮食和适当运动进行科学控糖。如果干预后血糖仍控制不佳，或出现饥饿性酮症、糖尿病急性并发症等，则须及时配合药物治疗。

"糖妈妈"们可以从"五驾马车"入手（图 25-2），做好糖尿病的预防和治疗。

03 开始控糖计划："五驾马车"

饮食方面 ｜ 合理的饮食调节是治疗糖尿病的基础。应注意控制热量摄入，同时均衡营养、避免肥胖。

适当运动 ｜ 运动对于"糖妈妈"也非常重要。适当运动有助于控制血糖和体重，提高胰岛素的敏感性。

血糖监测 ｜ 血糖控制不达标者建议每日行自我血糖监测并记录空腹、餐前及餐后血糖，如血糖控制良好，可以适当调整监测频率。

药物治疗 ｜ 若出现饮食加运动管理后血糖仍不达标，或调整饮食后出现饥饿性酮症，增加热量摄入血糖又超过妊娠期控制标准，应及时加用胰岛素治疗。

健康教育 ｜ 充分了解妊娠糖尿病的知识，提高孕期科学控糖的意识，积极干预，定期做好产检。

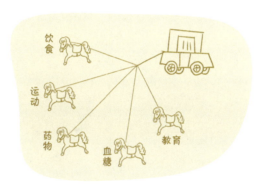

图 25-2　治疗妊娠糖尿病的"五驾马车"

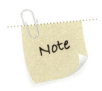

孕妈妈需要注意孕期不同阶段热量及营养素的分配比例以及进餐次数，同时避免高油、高糖食物，增加膳食纤维。而且，不要一次大量进食，也不要空腹时间太久，养成良好的饮食习惯。

推荐每日摄入的碳水化合物不低于175g，摄入量占总热量的 50%～60% 为宜；蛋白质不应低于 70g；饱和脂肪酸不超过总能量摄入的 7%；膳食纤维每日摄入 25～30g。

保证维生素和矿物质的摄入，有计划地增加富含铁、叶酸、钙、维生素D、碘等的食物，如瘦肉、家禽、鱼、虾、奶制品、新鲜水果和蔬菜等。同时，限制反式脂肪酸的摄入（图 25-3）。

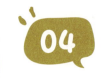

04 我的控糖饮食要求来了

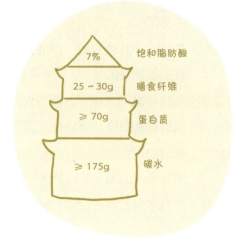

7%	饱和脂肪酸
25～30g	膳食纤维
≥ 70g	蛋白质
≥ 175g	碳水

图 25-3　合理饮食

妊娠前和妊娠期的规律运动可明显降低正常体重，尤其是超重和肥胖孕妇患妊娠糖尿病的风险，减少母儿不良结局。

05 我的控糖运动做起来

因此，我们鼓励"糖妈妈"在医生的指导下进行适当运动，包括有氧运动及抗阻运动。建议餐后 30 分钟后进行，运动时间宜控制在 30 分钟以内，可穿插必要的"中场休息"。每周可安排 3～4 次，根据自身情况可适当调整运动量。以下运动形式可供参考

步行 | 步行对所有孕妇都很友好，也适用于整个孕期。

游泳 | 对会游泳的妈妈来说，游泳是一个很好的选择。

固定自行车 | 较好的有氧运动形式之一。

体操 | 可增强心肺功能，锻炼身体柔韧性，也有助于调节情绪和自然分娩。

抗阻运动 | 如举小哑铃。

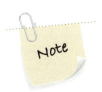

温馨提示

孕期运动要量力而行。运动期间若血糖 < 3.3mmol/L 或血糖 > 13.9mmol/L，或出现宫缩、阴道出血、胸闷气促、头晕头痛等应停止运动，必要时须就医。

水果种类多、味道好，在孕妈妈的食谱里占据着绝对优势。它们"各展所长"，比如

06 水果好处多，但吃法有讲究

富含维生素 C 的水果	柑橘类、草莓、猕猴桃、石榴，有利于铁的吸收。
富含胡萝卜素的水果	芒果、桃子等，对孕妈妈和宝宝的视力有好处。
含有叶酸的水果	橘子、橙子、黑莓、山莓、香蕉，有助于宝宝大脑的正常发育。
孕妈妈面对水果的"争奇斗艳"要注意	采取"少量、多餐、多种"的模式，切勿一次性吃太多。选择时，尽量挑选含糖量低的，如柚子、草莓、蓝莓等。尤其是"糖妈妈"，更要控制摄入量。

温馨提示

除了水果，孕妈妈可以更多地关注蔬菜。很多蔬菜所含的维生素和膳食纤维是远远超过水果的，还可以减少糖分的摄入。

自我血糖监测就是在家采用微量血糖仪自行测定毛细血管全血血糖水平。根据血糖控制情况，可采用不同的监测方法来监测末梢血血糖水平（图25-4）。

07 在家如何自我监测血糖

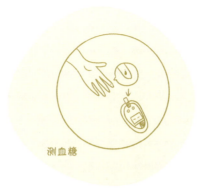

测血糖

图 25-4　自我血糖监测

血糖不稳定、胰岛素治疗：建议每日"7 点法"监测血糖。血糖稳定、无须胰岛素治疗：建议每周一次"7 点法"监测血糖（表25-1）。

表 25-1　自我血糖监测方法表

测量项目	测量方法
"7 点法"	三餐前、三餐后 2 小时、睡前或夜间的血糖。
"5 点法"	空腹、三餐后 2 小时和睡前或夜间的血糖。
空腹血糖	禁食 8 小时以上，一般测定隔夜晚餐至早餐前的血糖情况，采血前不服用降血糖药、不吃早餐、不运动。
餐后 2 小时血糖	从进食第一口餐开始计时（不能从餐中或餐后计时），测定满 2 小时的血糖情况。
夜间血糖	一般指凌晨 0:00—3:00 的血糖

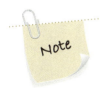

Note

温馨提示

妊娠糖尿病患者，孕期血糖控制在餐前血糖 ≤ 5.3mmol/L 和餐后 2 小时血糖 ≤ 6.7mmol/L，避免夜间血糖 < 3.3mmol/L。血糖控制过程中切记不要过于严格，否则很容易发生低血糖，反而会影响母婴健康。

第二十六周

孕期心理健康

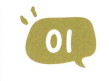

01 胎儿发育：握紧拳头

宝宝的体重约有 850g 了，全身都覆盖着一层细细的绒毛，皮下脂肪已经出现。为了支撑不断发育的身体，宝宝的脊椎越来越坚固。他（她）的小手已经可以握成拳头，还能用手抓住小脚丫（图 26-1）。

胎儿的双眼和听力系统已经基本形成，对触摸、光线和声音更加敏感了。当他（她）听到好听的声音时，脉搏会加快，甚至能随着音乐节奏摆动身体。当他（她）听到一些大的噪声时，也会在妈妈子宫内"拳打脚踢"，表现出不安。有时宝宝还会"怕羞"，用自己的小手遮住光线，把头转向另一边，甚是可爱。

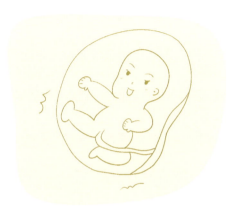

图 26-1　26 周的胎儿握着小拳头

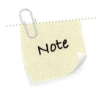

Note

温馨提示　这一周，孕妈妈可能会因为越来越大的腹部和体重的增加，显得有些行动迟缓；还可能会出现腰酸、腹痛、腿发麻、手脚及周身发胀等症状。若要出门，最好有家属陪同。

怀孕之后，孕妈妈可能会因为各种原因而产生不良情绪，如意外怀孕、对孕产期知识一无所知、担心怀孕期间发生意外、恐惧分娩时的疼痛、担心母亲角色无法适应、忧虑宝宝的养育问题、家庭矛盾的刺激等（图26-2）。

02

孕妈妈的不良情绪会影响胎儿发育吗

而孕妈妈的不良情绪不仅会引起自身睡眠障碍、胃肠功能紊乱、免疫力下降、心脑血管疾病等，还会影响胎儿神经系统发育，胎儿宫内发育迟缓，甚至出现流产、早产等不良妊娠结局，甚至可能会对胎儿远期产生影响，影响儿童的认知以及性格的形成[28,29]。

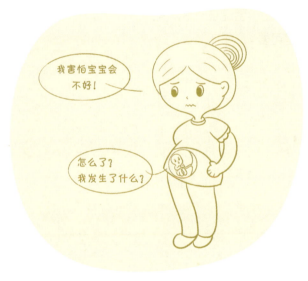

图 26-2　焦虑的孕妈妈

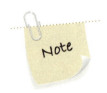

温馨提示　孕妈妈情绪不佳，胎儿是能够感受到的哦！为了母婴健康，请孕妈妈尽量保持积极向上的良好情绪状态，可以选择户外散步，呼吸新鲜空气；听音乐，多读书，做胎教；适当运动，调节情绪；与家人、朋友多沟通，表达自己的需求等。若确有难解的疑虑和困惑，也可以咨询专业人士，及时调整。同时，请准爸爸对孕妈妈有更多的关心、耐心和爱心哦！

当工作压力有点大、情绪有点糟糕的时候，孕妈妈可以做这件事情：正念呼吸。通过对呼吸的关注，孕妈妈可以减少各种杂念，缓和思绪，让自己的身体与心里平静下来，还能促进睡眠。

03
工作压力有点大，我要如何让自己放松呢

坚持练习，孕妈妈还能更清楚地感受自己的所求所想，从而可以积极面对当下。建议每次正念呼吸的练习时间在 5～15 分钟，选择一个舒适的坐姿，将注意力集中在某一点或者闭上双眼，感受每一次的吸气和呼气，关注这个过程带给身体的变化以及身体各部位自发的放松（图 26-3）。

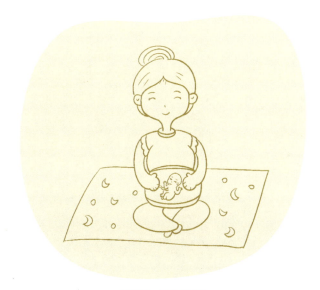

图 26-3　正念呼吸法

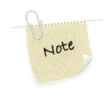

温馨提示

在正念呼吸练习中，孕妈妈不需要去数呼吸的次数或者以任何方式去调节、掌控呼吸，只需要跟着自然的呼吸节律，带着一种好奇、放松、友善的态度去感受、观察、接纳它。

这个问题可能很多家庭都会碰到：本来怀孕是一件高兴的事儿，但孕妈妈和婆婆在一些观念上却开始出现了分歧。比如，孕期产检每次都要去吗？孕期要怎么好好吃？孕期该不该运动？怀孕之后一定要辞职吗？胎教是怎么个做法……如果没有做好家庭沟通和意见融合，就可能会引起家庭矛盾。

04

老公五星好评之一：抓准时机，做"调解"

所以，关键时刻，准爸爸必须及时"出手"，做好家庭协调。当家庭中出现意见不合时，尽量先安抚双方的情绪，避免矛盾升级；再进行单向沟通，引导对话向有利于家庭"长治久安"的方向发展（图26-4）。

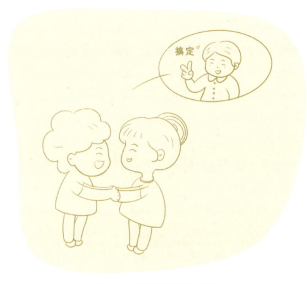

图 26-4　准爸爸做好协调工作

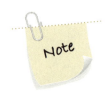

在协调婆媳关系这个问题上，准爸爸若保持中立，或当"甩手掌柜"，或者明确站位一边，都不利于问题的解决。如果准爸爸能和孕妈妈一起学习孕产育儿的健康科普知识，共同参与到这个过程中，就能更有底气地去处理相关的"意见不合"，减少婆媳俩"交锋开火"的机会。

孕妈妈的肚子越来越大了，去做一些需要弯腰的事会变得更加困难，还可能引起腰背酸痛。

05

老公五星好评之二：把握机会，"献殷勤"

此时，准爸爸要把握机会，好好地"献殷勤"哦！可以主动承担大部分的家务，让孕妈妈有足够的休息时间；可以多给孕妈妈端茶递水、泡脚、修剪脚指甲等（图26-5）。另外，像穿衣、系鞋带这些平时毫不费劲的事，对"笨重"的孕妈妈来说，也会变得非常吃力。准爸爸要有眼力见儿，主动帮忙。这些都会让孕妈妈倍感欣慰，心情大好，给准爸爸加分哦！

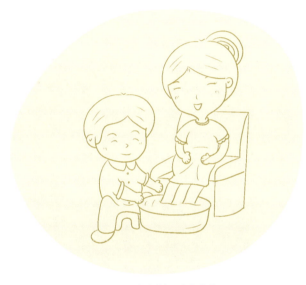

图 26-5　准爸爸帮孕妈妈泡脚

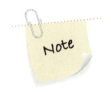

温馨提示　肚子隆起会影响孕妈妈的翻身、坐下、站起和下楼梯等。孕妈妈在改变姿势时，动作一定要缓慢，注意安全。若有不便，要及时呼叫家属帮忙，不要自己硬撑哦！

不管是加班、出差还是和朋友一起吃饭，准爸爸需要提前或者及时告诉孕妈妈，并随时保持联络（图26-6），千万别让孕妈妈因找不到自己而感到害怕、焦虑，甚至恐惧。而且，准爸爸不在孕妈妈身边时也需要及时知晓孕妈妈的情况，以防意外的发生。

下班回家后，准爸爸也要多与孕妈妈交流沟通，聆听她的焦虑和担忧，帮助她转移注意力，缓解紧张情绪，减少胡思乱想，让孕妈妈能尽可能保持放松、愉快的心情。

06

老公五星好评之三：加班出差，也"陪聊"

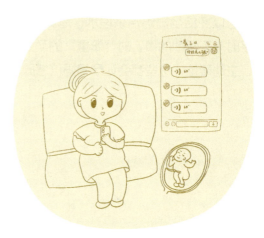

图 26-6　语音聊天

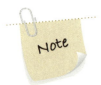

越临近分娩，孕妈妈可能越觉得紧张。这时要多关注自己的心理状态，多到户外散步，与准爸爸聊天，放松心情，减少焦虑（图26-7）。

07 我的心理水平健康吗

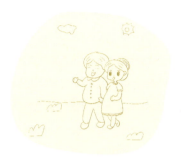

图 26-7　准爸爸妈妈一起散步聊天

长期的焦躁和忧虑等负面情绪容易导致孕期抑郁。孕妈妈可以根据广泛性焦虑量表（表 26-1）和患者健康问卷（表 26-2）来测评自己的心理状况。

表 26-1　广泛性焦虑量表（Generalized anxiety disorder，GAD-7）

根据过去两周的状况，请您回答是否存在下列描述的状况及频率，请看清楚问题后在符合您的选项前的数字上面画 √

项目	完全不会	好几天	超过一周	几乎每天
1. 感觉紧张，焦虑或急切	0	1	2	3
2. 不能够停止或控制担忧	0	1	2	3
3. 对各种各样的事情担忧过多	0	1	2	3
4. 很难放松下来	0	1	2	3
5. 由于不安而无法静坐	0	1	2	3
6. 变得容易烦恼或急躁	0	1	2	3
7. 感到似乎将有可怕的事情发生而害怕	0	1	2	3

总分 =＿＿＿＿＿

评分规则： 每个条目 0～3 分，总分就是将 7 个条目的分值相加，总分值范围 0～21 分。

测评结果：

0～4 分：没有广泛性焦虑症

5～9 分：轻度广泛性焦虑症

10～14 分：中度广泛性焦虑症

15～21 分：重度广泛性焦虑症

表 26-2　患者健康问卷（Patient health questionnaire，PHQ-9）

在过去的两周里，你生活中以下症状出现的频率有多少？

序号	问题	没有	有几天	一半以上时间	几乎每天
1	做事时提不起劲或没有兴趣	0	1	2	3
2	感到心情低落、沮丧或绝望	0	1	2	3
3	入睡困难、睡不安稳或睡眠过多	0	1	2	3
4	感觉疲倦或没有活力	0	1	2	3
5	食欲缺乏或吃太多	0	1	2	3
6	觉得自己很糟，或觉得自己很失败，或让自己或家人失望	0	1	2	3
7	对事物专注有困难，例如阅读报纸或看电视时不能集中注意力	0	1	2	3
8	动作或说话速度缓慢到别人已经觉察，或正好相反，烦躁或坐立不安、动来动去的情况更胜于平常	0	1	2	3
9	有不如死掉或用某种方式伤害自己的念头	0	1	2	3

总分 = ＿＿＿＿＿＿

评分规则： 每个条目 0～3 分，总分就是将 7 个条目的分值相加，总分值范围 0～27 分。

测评结果：

0～4 分：没有抑郁症（注意自我保重）

5～9 分：可能有轻度抑郁症（建议咨询心理医生或心理咨询师）

10～14 分：可能有中度抑郁症最好咨询心理医生或心理咨询师）

15～19 分：可能有中重度抑郁症（建议咨询心理医生或精神科医生）

20～27 分：可能有重度抑郁症（一定要看心理医生或精神科医生）

Note

温馨提示　孕妈妈出现焦躁或抑郁症状时，家人要予以关心、疏导，避免其一个人独处，必要时及时就医，配合治疗。

第二十七周

27 周的变化

这个时期，胎儿的身长大约有 33cm，体重已有 950g 左右，眼睛开始一眨一眨的，可爱极了！胎儿的大脑活动异常活跃，视觉和听觉神经系统已基本发育完成；气管和肺部还未发育成熟，但他（她）会在羊水中不断练习呼吸的动作。

此时，孕妈妈可以继续进行胎教，给他（她）讲故事或听音乐，这会让他（她）感到愉悦和平静，睡眠也会变得非常规律。（图 27-1）。

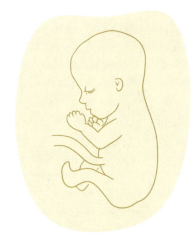

图 27-1　27 周的宝宝

01

胎儿发育：
宝宝 27 周了

温馨提示 孕妈妈的孕中期生活即将结束，马上就要迎来孕晚期了。孕妈妈应开始关注如何监测宝宝，如何为顺产做准备，要准备哪些入院用品，学习如何科学养育新生宝宝等。同时，可以与其他孕妈妈一起交流，跟准爸爸一起学习，缓解焦虑和紧张的情绪。

有时候，孕妈妈会觉得宝宝在腹中一跳一跳，频率和心跳差不多，用手摸一摸跳动的地方，会感觉到一弹一弹，这其实是宝宝在打嗝。这和胎动的感觉是不一样的，孕妈妈仔细感受，就能判断两者的不同了。宝宝通过不断地吞咽羊水来锻炼肺部的呼吸，这对出生后正常呼吸有很大帮助（图27-2）。

宝宝打嗝时并不会像成人那样不舒服，每一次通常只持续几分钟，孕妈妈无须紧张，只需轻轻抚摸他（她）就可以了。

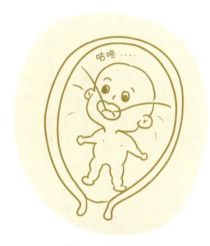

图 27-2　宝宝吞吐羊水

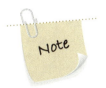

温馨提示　宝宝的胸腔和腹腔之间有一个像帽子的肌肉，将胸腔和腹腔分开，称为膈肌。膈肌上有神经和血液供应，当受到打嗝的诱因刺激时，膈肌会出现阵发性和痉挛性收缩，出现打嗝现象。

在孕激素的影响下，分泌乳汁的腺体会持续发育，血液供给也会持续增加。虽然在分娩前，分泌乳汁的腺体不会进入工作状态，但是从孕中期开始，孕妈妈可能就会发现乳头周围有一些黄色的分泌物了（图27-3）。

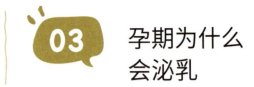

03 孕期为什么会泌乳

出现轻微泌乳的孕妈妈要注意乳房的清洁。洗澡时可用温毛巾热敷，细致且轻柔地擦拭褶皱处的堆积物，不要用力揉搓，以免乳头破损造成感染（图27-4）。另外，可适当按摩乳房，有助于产后泌乳和母乳喂养的成功。

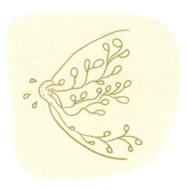

图 27-3 分泌乳汁

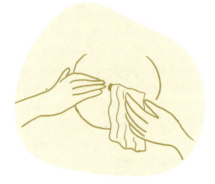

图 27-4 清洁乳房

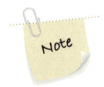

Note

温馨提示

孕妈妈在睡觉时最好采取侧卧位。俯卧容易挤压乳房，导致血液循环不畅。孕期内衣也需松紧适宜，避免内衣过紧影响乳房周围血液循环。

孕期容易出现血液高凝的状态，这是一种正常的生理变化，一般情况，血液高凝在可控制范围内，不会造成严重后果。

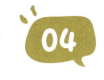

04 27周，血凝有点高，要紧吗

但如果出现持续的血液高凝状态，则容易引起一些并发症，如胎盘早剥、胎儿宫内缺氧、静脉血栓栓塞（图27-5），还可能导致流产、死胎等不良妊娠结局，甚至出现弥散性血管内凝血（图27-6）、产后大出血，危及母婴生命安全。

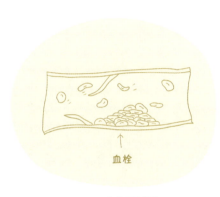

图 27-5 静脉血栓栓塞

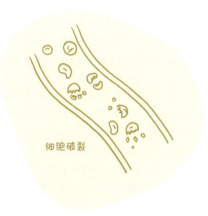

图 27-6 弥散性血管内凝血

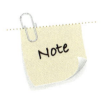

温馨提示 有明显血液高凝状态的孕妈妈，须做好凝血功能的动态监测。注意饮食清淡，适当运动，控制血糖、血脂，必要时配合医生进行抗凝药物治疗。

随着孕周越来越大，孕妈妈可能会出现下肢水肿的情况，大多属于正常的生理现象（图27-7）。可能的原因有：子宫增大压迫下腔静脉，导致下肢血液回流受阻；孕期激素变化，引起体内水钠潴留；血液稀释，血浆胶体渗透压降低，水分流向组织间隙而引起水肿。

05

感觉腿肿得厉害了，怎么办

以下方法可以缓解下肢肿胀

- 避免长时间坐着或站着不动，经常活动四肢，按摩腿部，避免跷二郎腿。
- 坐下或躺下时，可垫高双脚，促进下肢血液回流。
- 适当运动，游泳、散步等都能促进血液循环。
- 合理饮食、作息规律。少吃盐，适量喝水。

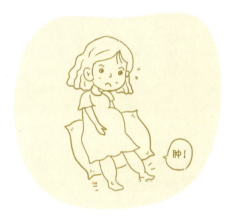

图 27-7 孕期腿肿

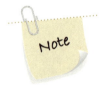

温馨提示

若出现以下情况，孕妈妈要引起重视，及时就医
过度水肿，手指按压后留下明显凹痕，短时间内不能恢复。
把腿抬高，肿胀不能缓解。
体重在短时间内增长过多过快，且无规律。
血压过高，尿检查出尿蛋白。
饮食无规律。

孕期体重增加是有规律可循的。孕妈妈需要根据孕前体重指数来估计整个孕期可以增长的体重范围，然后再分别管理好孕早期、孕中期、孕晚期的体重增加。合理的体重增加既能保证宝宝的健康发育，也能减少妊娠合并症发生的风险。

06

27 周，孕期体重已经长了 5kg，正常吗

孕妈妈可以参照《中国妇女妊娠期体重监测与评价》中的妊娠期体重推荐值进行孕期体重管理（表 27-1）。

表 27-1　妊娠期妇女体重增长范围和妊娠中晚期每周体重增长推荐值

妊娠前女性体重指数分类	总增长值范围 /kg	妊娠早期增长值范围 /kg	妊娠中晚期增长值均值及范围 /(kg·week⁻¹)
低体重（BMI < 18.5kg/m²）	11.0 ~ 16.0	0 ~ 2.0	0.46（0.37 ~ 0.56）
正常体重（18.5kg/m² ≤ BMI < 24.0kg/m²）	8.0 ~ 14.0	0 ~ 2.0	0.37（0.26 ~ 0.48）
超重（24.0kg/m² ≤ BMI < 28.0kg/m²）	7.0 ~ 11.0	0 ~ 2.0	0.30（0.22 ~ 0.37）
肥胖（BMI ≥ 28.0kg/m²）	5.0 ~ 9.0	0 ~ 2.0	0.22（0.15 ~ 0.30）

温馨提示

孕妈妈应认识到孕期体重管理的重要性。孕期体重增加过快会增加巨大儿、新生儿窒息和死亡、妊娠糖尿病、难产、生育性肥胖等的风险；孕期体重增加过慢则可能会造成低体重儿、早产、母乳喂养失败率增加等。

双胎妊娠会导致子宫过度膨胀，容易发生早产（图 27-8）。

07 双胎孕妈妈需要准备的特别出行用具

关于出行用具，双胎孕妈妈需要准备的最具特色的出行用具就是特制的双人小推车。这种婴儿车可以是"并排"或"串联"的，即婴儿车上其中一个座椅位于另外一个座椅的旁边或后面（图 27-9）。并排的小车可以让宝宝没有任何阻碍地看到你；串联的小车就会有一个宝宝不太容易看到你，但这样可以让小车轻松通过狭窄的通道。

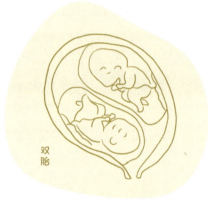

图 27-8　双胞胎儿

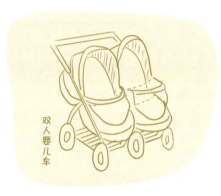

图 27-9　双人婴儿车

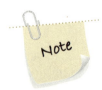

温馨提示　孕妈妈可以根据单胎的待产清单，慢慢罗列自己需要准备的物品，其中有很多东西是需要准备双份的。这个过程也能分散孕妈妈的注意力，减轻两个宝宝给身体带来的不适感。

第二十八周

预防早产

这个时期，宝宝的体重增长到 1kg 左右了；皮肤粉红，皮下脂肪进一步增加；身上覆盖着一层白色的、滑腻的物质，这就是胎脂，它可以保护胎儿的皮肤。此时，他（她）的外貌已与出生时接近了，但皮肤仍然有很多褶皱，像个"小老头"（图 28-1）。

胎儿发育：
宝宝开始做梦咯

宝宝正在努力地练习呼吸，但他（她）的肺叶还没有发育完全。如果此时出生，借助一些医疗设备，他（她）已经可以进行呼吸并存活下来。宝宝的大脑活动非常活跃，已形成自己的生物钟了。他（她）甚至可以把自己的大拇指或者其他手指放到嘴里去吸吮（图 28-2），还会做梦（图 28-3）。

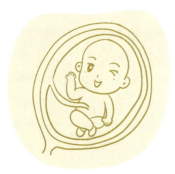
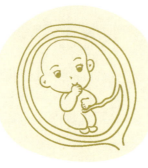
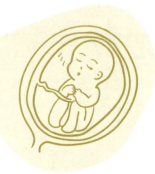

图 28-1　28 周的胎儿　　　　　　图 28-2　胎儿吸吮　　　　　　图 28-3　胎儿做梦

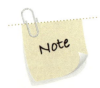

温馨提示　孕妈妈偶尔会觉得肚子发紧、发硬，这是假性宫缩，不必过于紧张。腹部的沉重感让孕妈妈在平躺休息时会感觉喘不过气，最好选择侧卧位。

很多孕妈妈进入孕晚期后，担心的第一件事就是：我会不会早产？那么，引起早产的常见原因有哪些呢？

02 我会不会早产

感染 ｜ 绒毛膜感染是早产的重要原因（图28-4）。感染的来源是宫颈、阴道的微生物，部分来自宫内感染。感染也是导致胎膜早破的重要因素，早产常与胎膜早破同时存在。

子宫过度膨胀（图28-5）｜ 双胎或多胎妊娠，羊水过多使宫腔内压力增大，导致提前临产而发生早产。

子宫颈过早成熟（图28-6）｜ 孕中期时，宫颈口被动扩张，羊膜囊向宫颈管膨出，导致胎膜早破，发生早产。

子宫发育不全 ｜ 子宫畸形等导致早产。

其他因素 ｜ 妊娠并发症及合并症、过度劳累（图28-7）、内分泌失调、吸烟、饮酒、吸毒等。

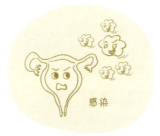

图 28-4 绒毛膜感染

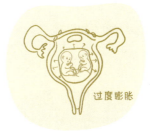

图 28-5 子宫过度膨胀

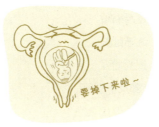

图 28-6 子宫颈过早成熟

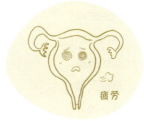

图 28-7 过度疲劳也会引起早产

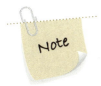

温馨提示 建议孕妈妈：①定期产检，重视可能引起早产的因素；②孕晚期患病须积极治疗，不擅自停药；③避免精神压力过大而诱发宫缩，引起早产；④妊娠晚期避免过度疲劳，如孕32周后尽量减少外出旅游。

什么是假性宫缩？假性宫缩表现为腹部偶尔发硬，强度很弱，甚至很难察觉，持续时间很短，孕妈妈不会感觉疼痛，偶尔会有些不适。随着预产期的临近，假性宫缩的情况会越来越频繁和明显，可能与胎头下降使子宫下段产生牵拉刺激有关，只要没有其他异常表现就不用太担心（图28-8，图28-9）。

03
分辨真假宫缩

什么是真性宫缩？真性宫缩是有规律的，每隔几分钟阵痛一次，并且间隔越来越短，一次疼痛持续时间从几秒到一分钟，持续时间逐渐延长，强度也在不断增强（图28-10）（表28-1）。

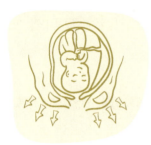

图 28-8　胎头下降压迫子宫下段

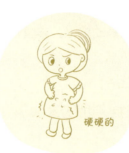

图 28-9　假性宫缩

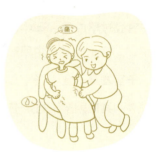

图 28-10　真性宫缩

表 28-1　真假性宫缩的对比

项目	真性宫缩	假性宫缩
出现时间	预产期前后开始出现	出现时间不定
规律程度	有规律	不规律
间隔时间	逐渐缩短	逐渐延长
持续时间	逐渐延长	逐渐缩短或无变化
宫缩强度	逐渐增强	逐渐减弱或无变化
疼痛范围	腰背部及下腹部	局限于下腹部
症状改变	无法停止	休息或给予镇静剂后停止

温馨提示

孕周 < 37 周的孕妈妈，宫缩有规律或频繁，则应及时就诊，防止发生早产。足月的初产妈妈，可以等宫缩间隔为 5 ~ 10 分钟再去医院待产。足月的经产妇则要积极些，发现有规律的宫缩就要去医院待产。若孕妈妈出现破水、见红，也是分娩的征兆，须及时就诊。

孕妈妈平时活动过于频繁、精神过度紧张、频繁抚摸肚子等都可能造成假性宫缩（图28-11）。

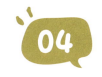

04 如何缓解假性宫缩

孕晚期不建议孕妈妈走太远的路或长时间站立，也不要负重或搬运重物，因为这些都会增高腹压，刺激宫缩。当频繁出现假性宫缩现象时，孕妈妈最好选择卧床休息（图28-12），以缓解假性宫缩。若存在频繁且持久的假性宫缩，也可能会造成早产，需要引起重视。

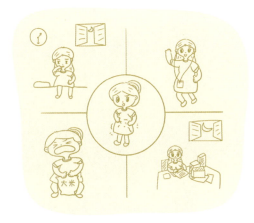

图 28-11　引起假性宫缩的原因

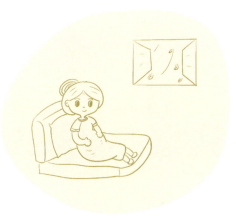

图 28-12　卧床休息

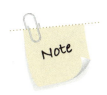

温馨提示

识别早产的征兆

- 下腹疼痛、宫缩：出现类似痛经的感觉，有规律的肚子变硬，持续腰背酸痛。
- 见红或分泌物异常：阴道出现鲜红色或褐色黏稠分泌物，或者分泌物增多、呈水状。
- 阴道有温水样的液体流出：突然有液体流出，量可多可少，可以间断也可以连续流出，都可能是胎膜早破。

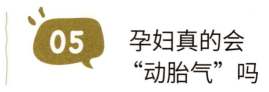

"动胎气"说的就是孕妇因一些外界刺激而发生腹痛、出血、胎动异常等情况。它不会经常发生，但孕妈妈也要重视，不能大意，以免真的"动了胎气"，发生流产、早产等不良妊娠结局。

以下几种行为，孕妈妈要尽量避免：情绪波动过大；身体过度劳累；夫妻同房行为不当；孕期服药不当；大力度的摔倒和碰撞。

温馨提示

孕期如果因受到外在的刺激而"动了胎气"，建议孕妈妈及时就医检查，保证胎儿的安全，并调整好心态，科学"安胎"。

随着孕周的增加，孕妈妈会觉得身体变得越来越笨重，重心也不够稳定。因此，平时外出宜穿平底鞋，走路要慢，迈步要小。

06 到哪里都要小心翼翼

乘坐公共交通工具时，要握紧扶手，与周围人保持一定距离，避免刹车时跌倒（图 28-13）。如遇下雨、下雪天，尽量避免外出。家属尽可能陪同外出，做好"保镖"工作。

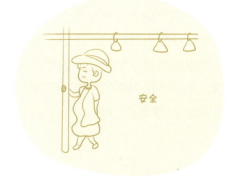

图 28-13　孕妇出门要注意安全

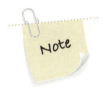

温馨提示

如果孕妈妈不慎跌倒或被撞倒，也不要过于恐惧和担心。因为宝宝有子宫肌肉、腹壁、胎盘、羊膜和羊水等组成的天然"避震器"的安全保护（图 28-14）。若出现腹痛、阴道流血、阴道流液、胎动异常等情况，请及时就医监测宝宝的情况是否安全，也要检查自己的身体是否有损伤。

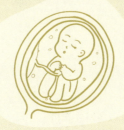

图 28-14　胎儿在羊水中漂浮

孕晚期，子宫对外部刺激非常敏感，容易引起宫缩，因此要避免给予强烈的机械性刺激，以免发生意外。

07 孕晚期可以"爱爱"吗

尤其在临产前最后一个月，宝宝发育已成熟，子宫也已下降，宫口在逐渐扩张。如果此时发生性行为，会增加胎膜早破、羊水感染和宫内感染的概率，还可能造成早产和新生儿感染（图 28-15）。

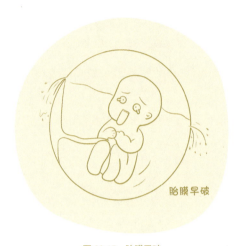

胎膜早破

图 28-15　胎膜早破

温馨提示　在孕晚期，应尽量避免性生活，以免发生意外。

第二十九周

胎位不正

这个时期，胎儿体重约有 1.2kg 了，皮下脂肪增多，这让宝宝看起来更圆润了一些。宝宝的眼睛可以灵活地转动，如果有光线透过子宫壁照射进来，他（她）会睁开眼睛并把头转向光源。宝宝的指 / 趾甲已经很清晰了，头发也长了很多。他（她）的大脑仍然持续快速发育，生殖系统的发育也接近完成。

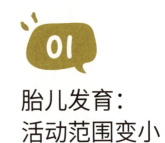

01

胎儿发育：
活动范围变小

宝宝的活动空间变得越来越小，但他（她）仍会想方设法活动四肢，他（她）会经常踢妈妈的肚子，有时还会很调皮，在妈妈准备睡觉时动个不停，等妈妈醒了他（她）又不动了，有点故意的意思（图 29-1）。

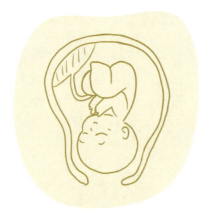

图 29-1　29 周的胎儿

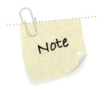

温馨提示　进入孕晚期后，为了保障孕妈妈和宝宝的健康和安全，产检会越来越频繁，这是很有必要的，孕妈妈和准爸爸要耐心配合医生做好产前检查。

双胎妈妈想顺产是有可能的，但前提是孕期没有异常情况并且宝宝分娩时胎位也好。多建议在孕 37 周为单绒毛膜双胎催产，在孕 38 周为双绒毛膜双胎催产。但是，如果两个宝宝共用一个胎盘或羊膜囊、其中一个或两个宝宝都特别小、低置胎盘、孕妈妈有剖宫产史或其他并发症，为了母儿安全，建议选择剖宫产。

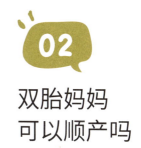

双胎妈妈可以顺产吗

双胎妈妈是否可以顺利分娩，还与宝宝的胎位有关。

双头位（图 29-2）｜ 顺产的成功率较高。

一头一臀（或横）位（图 29-3）｜ 如果第一个宝宝是头位，顺产成功率相对较高。如果第一个宝宝是臀位或横位，则建议剖宫产。

双臀位（图 29-4）｜ 大多数情况下，宝宝的胎位很难扭转，建议进行剖宫产。

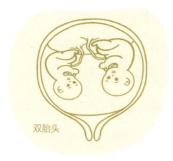

双胎头

图 29-2　双头位

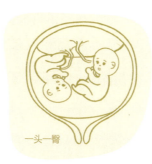

一头一臀

图 29-3　双胎一头一臀

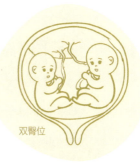

双臀位

图 29-4　双臀位

Note

温馨提示

分娩时，大部分情况下，双胎儿不会比同等条件下的单胎花费更长的时间。极少数情况下，第二个宝宝会出现延迟分娩。在第一个宝宝出生后，分娩过程暂停，此时医生会给予产妇足够的医疗支持和监护，直到第二个宝宝顺利出生。

胎位不正的原因有很多，比如羊水过多或过少、多胎妊娠、孕妇腹壁松弛、骨盆狭窄、胎儿畸形、子宫疾病等。孕妈妈一定要进行规范产检，及时了解胎儿的胎位情况，以免影响分娩。孕 30 周前发现胎位不正不用过于紧张，因为此时宝宝相对子宫来说还小，他（她）还可以在子宫内自由活动，但随着孕周增加，宝宝的活动空间变小，羊水也相对减少，其姿势和位置就会相对固定了（图 29-5）。妊娠 30 ～ 34 周，是纠正胎位的最佳时机。

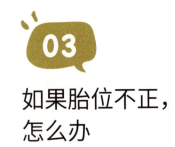

03

如果胎位不正，怎么办

常见的纠正胎位不正的方法｜膝胸卧位（图 29-6）、外倒转术（图 29-7）、针灸（图 29-8）。

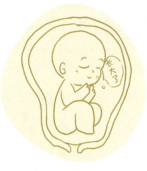

图 29-5　不正胎位：臀位

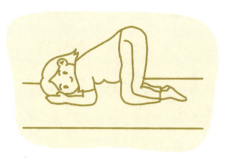

图 29-6　膝胸卧位

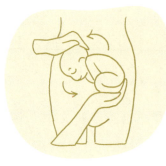

图 29-7　外倒转术

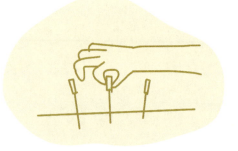

图 29-8　针灸

Note

温馨提示　若要纠正胎位不正，需要在医生的指导下进行，不可自行纠正。若胎位一直不能纠正到理想位置，医生会综合评估孕妈妈的情况，推荐最适合的分娩方式。

04 孕晚期的常用姿势，我做对了吗

站姿 | 双肩下垂，肩部放松，臀部收起，脊柱向上延伸，两腿稍分开，双膝放松，双脚踩实，让体重均衡地分布于整个脚掌（图 29-9）。

行走 | 保持平衡姿势，穿低跟或平底鞋，身体尽量保持中立位，不要前倾或后仰。

坐姿 | 保持背部平直，紧贴靠背，或放一个小靠垫在腰背部，不要跷二郎腿，尽量保持骨盆中立位（图 29-10）。

起身 | 由平躺姿势先弯起小腿，抬高膝盖，以双手支撑身体，然后侧身，再以上方的手横过胸前按住床沿，慢慢变成坐姿再下床。

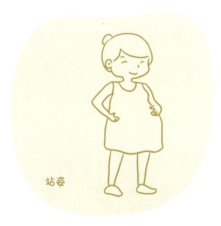

图 29-9 站姿

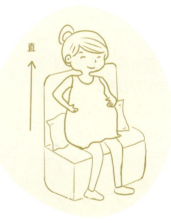

图 29-10 坐姿

温馨提示

孕晚期可以开始练习呼吸，为分娩做准备
- 浅呼吸，解除腹部的紧张。
- 短促呼吸，集中腹部力量。
- 肌肉松弛，短暂平躺仰卧（头下垫一枕头），放松全身肌肉。

05

哪些情况可能会考虑剖宫产呢

孕妈妈需要考虑剖宫产的情况有

- 胎儿窘迫：由于缺乏氧气而处于危险状态。
- 胎儿过大：无法经过骨盆腔顺利分娩。
- 孕妈妈骨盆过小：孕妈妈身材矮小、骨盆大小与宝宝不匹配，没有足够空间让宝宝经骨盆腔分娩。
- 不正常的胎位。
- 孕妈妈曾经接受过剖宫产。
- 重度子痫前期：宝宝无法从胎盘获得足够的氧气和营养，不能承受顺产带来的压力。
- 自然分娩过程无法继续进展。
- 宝宝未发育成熟。
- 宝宝比实际月份小。
- 前置胎盘（图 29-11）。

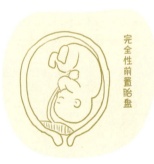
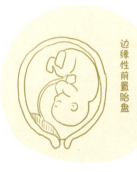

图 29-11　前置胎盘

有些分娩情况是没办法提前知晓的，所以孕妈妈可以多了解一些关于分娩方式的内容，增加认知，在心理上可以提前做好准备。医生会根据孕妈妈的骨盆、胎位、胎儿大小、胎心变化、产程进展等情况综合评估，帮助孕妈妈选择最优的分娩方式。

经腹壁用手转动胎儿，使不利于分娩的胎位（臀位、横位）转成有利于分娩的胎位（头位），称外倒转术。外倒转术有一定的风险，可能造成胎儿心率异常、胎盘早剥、胎膜早破、脐带脱垂等，孕妇也可能出现恶心、头晕等并发症。

06

外倒转术纠正胎位后，要注意些什么呢

外倒转术后注意事项

- 术后进行 30 分钟胎心监护。
- 术后停用宫缩抑制剂。
- 术后避免运动，注意适当休息。卧床时应采取侧卧位，使背部略向前倾，促进胎头入盆，可用腹带固定胎头。
- 日常生活无特殊要求。
- 术后须复查腹部 B 超。

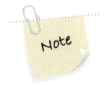

温馨提示 如果孕 32～34 周时，宝宝仍然未转向头位，医生会考虑施行外倒转术纠正胎位。一般初产妇在 36 周实施，经产妇在 37 周实施。操作前，医生会评估羊水量、孕妇的体重、宝宝的胎背位置、是否入盆等条件，确定是否适合进行外倒转术。

孕期需要使用孕妇枕吗

孕期可以使用孕妇枕，孕妇枕主要有以下几个作用

- 孕妇腹部过大，睡眠时会给翻身带来不便。孕妇枕可对胳膊和腿进行支撑，可将腹部托起，缓解腹部压力，减轻其重量，从而减轻孕妈妈的负担。

- 孕妇容易出现腰酸背痛，孕妇枕可满足孕妇垫头、垫腰、抬腿的需要，为孕妇提供依靠，让孕妇四肢舒适放松，减少腰部肌肉的拉伸，减轻腰背承受的负荷，缓解腰酸背痛。

- 孕妇枕有助于纠正不正确的睡姿，减轻孕期的水肿，改善孕妇睡眠质量。

孕妇最佳睡眠体位——左侧卧位（图 29-12），可以减轻对下腔静脉的压迫，增加回心血量，改善脑组织血液供应，预防和缓解妊娠高血压；还可以改善子宫右旋，增加胎盘血流量，改善胎儿供氧状况；并且有利于胎儿发育，减少低体重儿的出生率、降低围产儿死亡率。

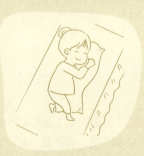

图 29-12　侧卧位

第三十周

胎儿发育

胎儿的体重约有 1.3kg 了，皮下脂肪不断增长，头部继续增大，大脑细胞快速生长（图30-1）。骨髓已经取代肝脏的造血功能，肌肉和肺部在继续发育，眼睑开闭更加自如、熟练，身体显得越来越饱满。

01

胎儿发育：
宝宝玩"倒立"

此时的宝宝对外界声音也有了更明显的反应，如果外面的声音吵得他（她）睡不着，他（她）会踢妈妈的肚子进行"反抗"（图30-2）。宝宝还玩起了"倒立"，在子宫里逐渐从头朝上变成了头朝下的姿势。

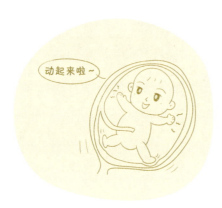

图 30-1　30 周的胎儿

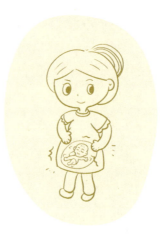

图 30-2　胎儿踢妈妈肚子

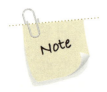

Note

温馨提示　孕妈妈会感觉到身体越发沉重，肚子大得快要看不到脚了，行动也越来越吃力，呼吸变得困难，胃部会感到不适。孕妈妈如果发生不规律的宫缩，要多注意休息，最好每天能睡个午觉或小憩一下。

羊水是维系宝宝生存的要素之一，为宝宝的生长发育提供了所需的活动空间。羊水量超过 2 000ml 称为羊水过多，大多发生在孕晚期，发生时间越早越危险。患有妊娠高血压、妊娠糖尿病或双胎的孕妈妈，更容易出现羊水过多的情况。

羊水多少是不正常的呢

妊娠晚期羊水量少于 300ml 称为羊水过少，孕妈妈往往自己无法察觉，只能在产检时通过 B 超检查发现（图 30-3）。

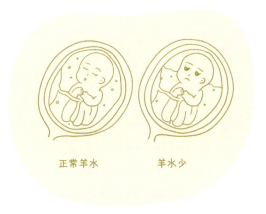

正常羊水　　　羊水少

图 30-3　羊水多少比较

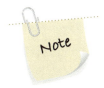
Note

温馨提示 羊水过多容易发生胎位不正，分娩时会增加脐带脱垂的风险。羊水过少容易引起宝宝发育不良，严重的还会导致胎儿窘迫、新生儿窒息等。孕妈妈一定要规范产检，若有异常可及时处理。

孕晚期宝宝的变化大，需要通过 B 超检查更好地了解他（她）的发育情况（图 30-4）。

03 孕晚期产检为什么几乎每次都要做 B 超呢

孕晚期 B 超检查的内容包括

胎位 ｜ 确定胎位是头位、臀位或横位。

羊水 ｜ 羊水与胎儿的宫内状况密切相关。

胎盘成熟度 ｜ 了解宝宝在子宫内的生活环境。如果孕 37 周以前出现 Ⅲ 级胎盘（已成熟胎盘），可能会对胎儿造成不利影响，需要定期观察。

脐带 ｜ 看有无脐带缠绕、脐带先露、脐带脱垂、脐带肿瘤等异常情况。

胎盘位置 ｜ 检查胎盘的位置，有无前置胎盘、胎盘早剥、胎盘血窦等。

脐血流 ｜ 判断宝宝在宫内的发育情况，是否存在宫内发育迟缓、宫内缺氧等。

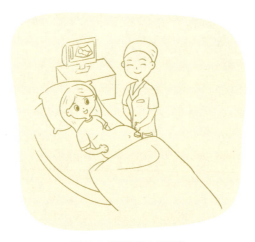

图 30-4　孕晚期的 B 超检查

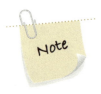

温馨提示　孕晚期进行 B 超检查，一旦发现问题，可以及时处理。此外，医生还会根据 B 超显示的宝宝大小以及胎位等情况，对分娩方式进行初步的估计。

30 周时的胎儿手指已经变得非常灵活，喜欢抓着脐带把玩，围着脐带转圈（图30-5）。

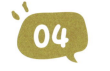

04 宝宝会在肚子里玩自己的脐带吗

有时他（她）会把脐带抓得紧紧的，还会把脐带绕在自己的脖子上或身上，出现被脐带缠绕的情况（图30-6）。但大部分情况下，宝宝会自己再绕回去，孕妈妈也不必太过紧张。

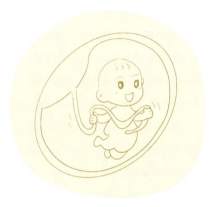

图 30-5　胎儿抓脐带玩

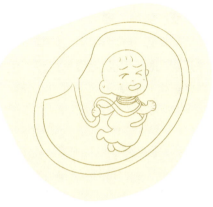

图 30-6　脐带绕颈

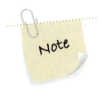

Note

温馨提示

有些"淘气"的胎儿会在玩脐带的过程中把脐带打成结，这可能会导致胎儿宫内缺血、缺氧。孕妈妈平时要多留意胎动和胎心，如果发现胎动明显减弱，胎心次数减少，要尽快就医，防止胎儿玩脐带出现意外状况。

怀孕后孕妈妈的内分泌及免疫系统都会有所改变，皮肤也变得更加敏感，容易发生妊娠瘙痒症。多数情况下症状比较轻微，严重时可能会影响睡眠、情绪，甚至影响胎儿发育，碰到天气干燥、洗澡水太热、皂液刺激等情况，瘙痒症状也可能会加剧（图 30-7）。

05

皮肤瘙痒
要紧吗

如果孕妈妈皮肤过度瘙痒，建议及时就医，排除妊娠期肝内胆汁淤积。这种疾病的主要症状就是皮肤瘙痒、血清总胆汁酸水平升高，有时还会有黄疸、恶心、食欲减退、呕吐等症状。皮肤瘙痒一般自手掌、脚掌开始，然后逐渐向肢体近端延伸，白天症状轻一些，晚上瘙痒开始加剧，皮肤上没有疙瘩、痘痘、疹子等，容易引起胎儿窘迫、低体重儿、早产、死产或新生儿窒息。

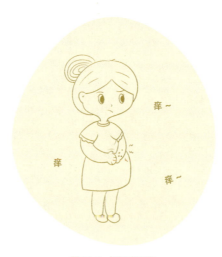

图 30-7　妊娠瘙痒症

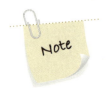

温馨提示　出现皮肤瘙痒症状后，要先明确诊断，再慎重选择对孕妈妈和胎儿潜在影响较小的诊治方案。

妊娠晚期，子宫逐渐增大，经常会压迫膀胱，导致孕妈妈出现尿频。特别是晚上喝水多一些，夜间上厕所就会更加频繁，甚至还会影响到睡眠。

06 孕晚期容易出现尿频，怎么办

这里，给孕妈妈提供一些缓解尿频的方法

入睡前少喝水 | 孕妈妈白天正常饮水，在夜晚入睡前少喝水。

饮食清淡 | 少吃利尿食物，比如西瓜、蛤蜊、茯苓、冬瓜、黄瓜、西红柿、海带、茶、咖啡、车前草、玉米须等（图30-8）。

排空尿液 | 排尿时身体前倾能帮助孕妈妈排空膀胱中的尿液，减少尿液残留（图30-9）。

左侧卧睡觉 | 孕妈妈休息时要注意采取侧卧位，避免仰卧位。左侧卧位可减轻子宫对输尿管的压迫，防止肾盂、输尿管积存尿液而感染（图30-10）。

做缩肛运动 | 训练盆底肌肉的张力有助于控制排尿。

放松心情 | 情绪紧张会让人尿频，所以孕妈妈过于在意尿频的问题，反而会导致症状更加严重。

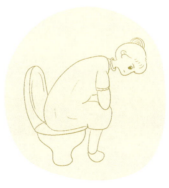
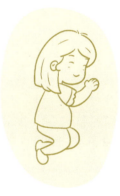

图 30-8　少吃利尿的食物　　　　图 30-9　排尿时身体前倾　　　　图 30-10　左侧卧睡觉

温馨提示

出现以下尿频表现的，孕妈妈不用过于担心

- 小便次数增多，白天解尿超过 7 次，晚上解尿超过 2 次，且解尿的间隔在 2 小时以内。
- 小便时没有尿急、尿痛、发热、腰痛等现象。
- 尿色正常，不浑浊，没有血尿现象。

胎心监护一般从怀孕 34 周开始做。如果是高危孕妇，比如妊娠合并糖尿病、高血压的孕妈妈一般是从 32 周或者更早的孕周开始做胎心监护。胎心监护能够连续观察和记录胎心率的动态变化，了解胎心、胎动和宫缩之间的关系，评估胎儿宫内情况（图30-11，图30-12）。

07

要去医院做
胎心监护了，
有什么要准备的吗

孕妈妈做胎心监护不要有心理负担，自然状态就好。前一天可以适当运动，保证充足的睡眠（图30-13），不要熬夜。饮食做到多样化，多吃蔬菜和水果，不要吃辛辣、刺激、油腻的食物。做胎心监护的前半小时到 1 小时可以吃些小点心，选择一天当中胎动频繁的时段去做监护，成功率更高！

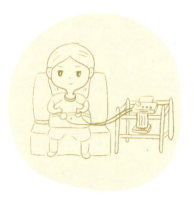

图 30-11　胎心监护

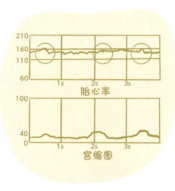

图 30-12　胎心监护曲线图

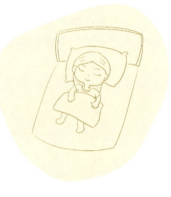

图 30-13　充足的睡眠

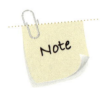

做胎心监护时，可以选择一个自己舒服的姿势。监护至少要做 20 分钟，具体的时间需要根据胎儿配合的情况来决定，因此在做监护之前最好排空膀胱，还要避免情绪激动，以免影响监护结果。

第三十一周

孕晚期疼痛

这个时期胎儿的生长速度没有之前那么快了，体重约有 1.5kg（图31-1）。各个器官继续发育完善，头部和身体的比例变得更加合理。大脑发育进入最后阶段，孕妈妈和准爸爸要继续多多胎教，促进宝宝大脑发育。

01 胎儿发育：
眼睛变化明显

宝宝的小眼睛愈发厉害了，已经开始为出生做起了准备。眼睑在活跃时张开，睡觉时闭上。白天他（她）能大致看到子宫内的景象，也能辨别明暗。他（她）还可以转动脖子跟踪光源，有时还会伸出小手来触摸（图31-2）。

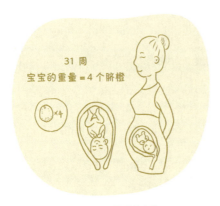

图 31-1　31 周胎儿大小

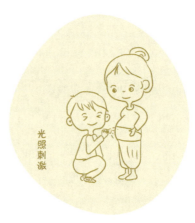

图 31-2　光照刺激

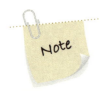

温馨提示

此时，子宫底已经上升到了横膈处，孕妈妈会觉得呼吸越发困难，吃下食物也会觉得胃部不适。再过 3 周，宝宝的头部会开始下降，进入骨盆，为分娩做准备。那时，孕妈妈就会觉得呼吸和进食舒畅多了。

孕晚期胎儿的重量会给孕妈妈的背部增加压力，挤压坐骨神经，使得腰部以下到腿的位置产生强烈的刺痛感。同时，子宫增大压迫下腔静脉，使静脉回流不畅，水分潴留在下肢，引起下肢凹陷性水肿，压迫坐骨神经，也会导致疼痛。坐骨神经痛一般在分娩后会自愈。

孕晚期，增大的子宫会给周围器官和肌肉带来压力，腰背部的负担会加重，随着胎儿的长大，脊柱痛会逐渐延伸到下肢。另外，如果孕妈妈工作需要久坐，也容易引发脊柱痛（图31-3）。

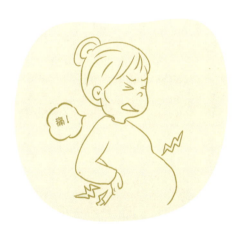

图 31-3 脊柱痛

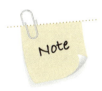

温馨提示

缓解坐骨神经痛的方法
- 避免过度劳累，穿合脚的平底鞋。
- 平躺时抬高腿部，左侧卧位睡觉。
- 每周尝试 1～2 次瑜伽和游泳。
- 每日局部热敷半小时。

缓解脊柱痛的方法
- 避免久站、久坐。
- 适当活动腰部和背部肌肉。
- 穿柔软、轻便的平底鞋。
- 临睡前让准爸爸按摩腰背部，缓解脊柱压力。

孕晚期，增大的子宫向上挤压内脏和横膈，使胸腔变窄，压迫到肺，使得肺部扩张的空间变小，这会使孕妈妈呼吸急促，感到胸闷、透不过气（图31-4）。这是正常现象，孕妈妈不用太担心。当胎儿胎头降入盆腔后，这种症状就会好转。

另外，孕晚期身体需要的氧气增加，为了弥补肺部扩张的缺失，孕妈妈不得不加快呼吸频率，呼吸变得急促，来满足宝宝的需求。天气闷热或在密闭环境也会造成呼吸困难，因此孕妈妈要避免去拥挤的公共场所，多去户外开阔的场地，呼吸新鲜空气。

03

感觉胸闷，
怎么办

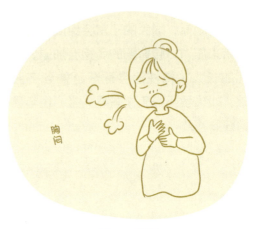

图 31-4　胸闷

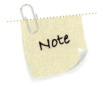

温馨提示

孕妈妈呼吸急促时可以自我放松、做深呼吸；调整姿势，减少对胸腔的压迫。如果孕妈妈呼吸急促的同时还出现了胸痛，或者口唇、手指发紫的情况，应立即去医院检查。

怀孕的最后 3 个月是宝宝生长最快的阶段，充足的营养供给对孕妈妈和宝宝来说都非常重要。随着宝宝日益长大，子宫会进一步膨胀，向上压迫孕妈妈的内脏，使胃容量减小，消化功能减弱，让很多孕妈妈觉得胃部不适、食欲减退（图 31-5）。

04

感觉胃被顶着，难受

此时，孕妈妈不用过于担心，随着预产期的临近，胎儿会逐渐入盆（图 31-6），子宫底会慢慢下降，对胃部的压迫会减轻，症状就会有所缓解了。

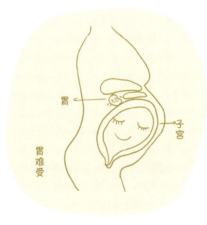

图 31-5　胃部不适

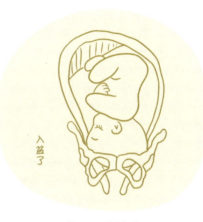

图 31-6　胎儿入盆

温馨提示

缓解食欲缺乏的小方法
- 食物清淡爽口，营养丰富。
- 改变饮食习惯，少食多餐。
- 增加零食，夜间也可以增加些易消化的食物。
- 改善用餐环境。
- 保持心情舒畅、愉悦。

随着孕周增加，孕妈妈会出现腹部膨胀和双膝间距加大等形体特征，导致膝关节受力不均，出现膝关节疼痛（图31-7）。

同时，由于激素分泌变化，孕妈妈的骨骼和韧带会出现松弛的现象，导致足部出现相对性的结构变形，容易造成腿部和足部疲劳，严重时会引发足跟痛的症状。另外，孕妈妈体重增加、足跟部位压力上升、足底筋膜张力过高、下肢血液循环不良等都可能导致足跟痛的发生。

05 腿疼怎么办

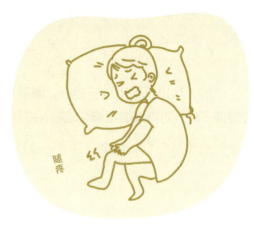

图 31-7　膝关节痛

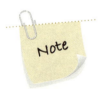

温馨提示

缓解膝关节痛的方法
- 稍垫高鞋跟的外侧，改善下肢受力面。
- 每晚临睡前热敷膝关节 10～20 分钟。

缓解足跟痛的缓解方法
- 垫上具有缓冲效果的鞋垫，减轻走路时的冲击。
- 每晚用热水泡脚，按摩脚踝和脚跟。

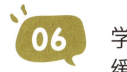

06 学习呼吸法
缓解心慌气短

腹式呼吸法 | 放松身体，平静心情。后背靠紧椅背或墙壁，保持身体挺直。双手放在腹部，用鼻子深吸气，保持胸部不动，腹部鼓起；吐气时，将嘴微微噘起，吐出腹中气体（图31-8）。

胸式呼吸法 | 仰卧在床上，将双手放在胸前。用鼻子深吸气，感受胸部扩张；缓缓吐气，吐尽胸腔内气体（图31-9）。

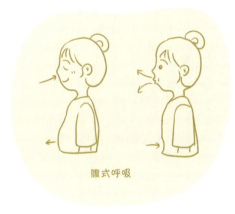

图31-8　腹式呼吸

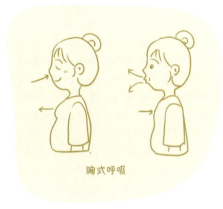

图31-9　胸式呼吸

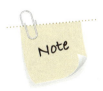

Note

温馨提示

分娩时，子宫收缩强烈，需要做屏气动作。练习时，可采取半坐位或仰卧位，双腿分开、屈膝，脚跟靠近臀部，深吸一口气，将肚子鼓起，然后屏住气，像解大便一样，向肛门方向用力，约10秒后缓缓呼气，用力时下颏抵住胸口，后背紧贴床上。

进入孕晚期后，孕妈妈通常在坐起、翻身和双腿张开时会感到耻骨疼痛明显（图31-10）。建议孕妈妈平时减小动作幅度，注意动作缓慢，多休息的同时也要适当活动。

耻骨疼痛时，可以改变体位姿势，还可以做一些温和的运动，如慢走、游泳、盆底训练等；也可以通过按摩让骨盆恢复到平衡状态，来缓解疼痛。

07

孕晚期耻骨痛正常吗，如何缓解

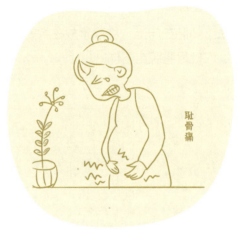

图31-10　耻骨痛

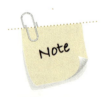

温馨提示　到孕晚期时，孕妈妈的身体会为胎儿的长大以及分娩做准备，孕妈妈会感到尿意频繁，不规则宫缩的次数增多，骨盆和耻骨联合处酸痛，这些都标志着胎位在逐渐下降！

第三十二周

多梦怎么办

此时的胎儿体重约有 1.8kg，内脏器官正在逐步发育成熟，脚指甲也已经全长出来了，生长发育变得越来越快，正在为出生做最后的准备工作（图 32-1）。

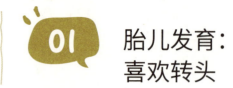

01 胎儿发育：喜欢转头

宝宝的身体大了许多，不能再像以前一样施展拳脚了，动的次数和强度都比原先下降了不少。别担心，只要能感觉到宝宝在有规律地蠕动，就说明他（她）很好。他（她）还会时不时用小脚踢妈妈的肋骨和胸腔（图 32-2）。他（她）的脖子很灵活，能将头从左边转到右边了。如果用小手电筒照射腹部，他（她）会转过头追随这个"小太阳"。

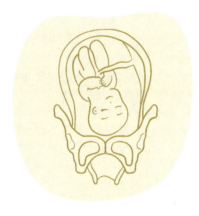

图 32-1　32 周胎儿

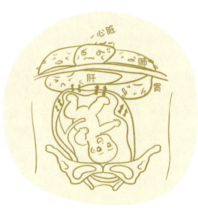

图 32-2　胎儿踢妈妈的胸腔

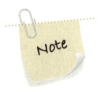

温馨提示

这个孕周，很多职场孕妈妈可能还坚持在工作岗位上，但不断增加的疲惫感也许是在提示孕妈妈需要休息一下。适当的休息和放松，才有利于孕晚期妈妈和宝宝的身心健康。

怀孕期间，每天的夜间睡眠应不少于 8 小时。人的睡眠有深睡眠和浅睡眠，大约 90 分钟转换一次（图 32-3）。

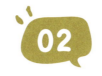

02 孕晚期，我有了一种新的睡眠状态

由于身心负担加重，孕晚期妈妈容易进入一种新的睡眠状态，那就是持续处于浅睡眠。这种睡眠稍有动静就会被打断，势必影响睡眠质量。但是，孕妈妈在调整睡眠的同时，可能也需要去逐渐适应这种新的睡眠状态，这可以让孕妈妈在分娩后更好地照顾宝宝，并且这种睡眠状态有时可能会持续好几年。

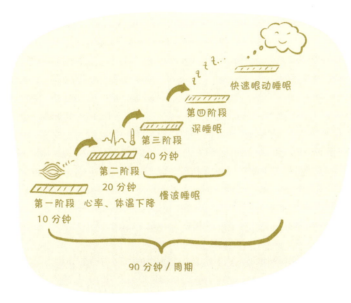

图 32-3　睡眠时间轴

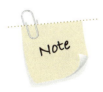

温馨提示　白天，孕妈妈可以让自己充实一些，午间休息在半小时到 1 小时即可，不要睡太多；睡前不要吃太饱，也可以借助睡眠枕让自己感觉到舒适；睡前还可以听一些放松心情的音乐，不要强迫自己睡觉，也不要因为半夜醒来而感到焦虑，让它顺其自然。

睡眠时间长并不代表睡眠质量高，疲惫会延长孕妈妈的睡眠时间，导致白天睡太多，晚上睡不好，形成恶性循环，昼夜颠倒。

03 感觉睡不醒，要如何补觉呢

孕妈妈需要调整自己的生物钟，晚上尽量在 10 点前睡觉，早上准时起床。白天多晒太阳，多活动，安排好一天的计划。每天中午可以午睡 ≤ 1 小时，不要睡太多，这样可以保证白天的精力更加充沛（图 32-4）。

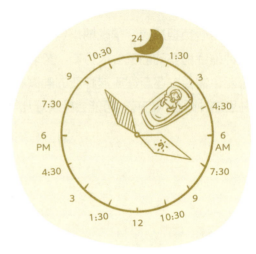

图 32-4　建议睡眠时刻表

除了补觉，学会休息也很重要

温馨提示
- 在工作中，即使不感到疲劳，也要定时休息 5 ~ 10 分钟。
- 长时间保持同一姿势时，要经常伸展四肢。
- 保持坐姿较久时，要垫高双脚，防止水肿。
- 不要突然站起，以免因为缺血而头晕摔倒。
- 冬季室内空气不流通，要经常开窗通风，呼吸新鲜空气。

孕期助眠，还是要选择
较为安全的方法。

04 哪些方法可以
改善睡眠

睡前一杯热牛奶 | 不仅可以助眠，还能补钙（图32-5）。

选择舒适的孕妇枕 | 孕妇枕能满足孕妈妈垫高头部、腰部、腿部的需求，放松四肢，减轻腹部压力，缓解腰背酸痛，提升睡眠质量。

放松精神 | 很多孕妈妈因为过于焦虑、紧张而影响睡眠。临睡前，孕妈妈可以和准爸爸聊聊天，比如畅想一下未来，想象一下宝宝出生后的样子，会对放松心情有帮助（图32-6）。

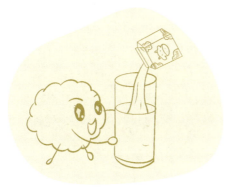

图 32-5　睡前喝杯热牛奶

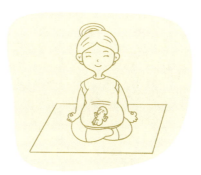

图 32-6　睡前想象

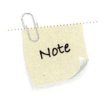

温馨提示　一般来说，不建议孕妇吃安眠药，但是患有一些疾病的孕妈妈可以遵循专业医生的建议进行服药。有些孕妈妈可能还会选择精油助眠，但孕期也不建议使用，精油中有挥发性的芳香物质，有时会造成孕妈妈头痛。另外，精油可以通过皮肤吸收，使用不当可能会引起早产。

孕妈妈睡眠多梦会影响自身的精神状况，加剧不良情绪，造成情绪低落，甚至导致抑郁或焦虑（图32-7）。长期多梦、失眠、产生不良情绪可能会导致孕妈妈内分泌和血流的改变，自身免疫力下降，从而增加患某些疾病的风险。

05

孕期多梦，对宝宝有何影响

对宝宝来说，孕妈妈多梦导致的抑郁或焦虑情绪会影响宝宝发育，甚至造成胚胎停育、胎儿畸形、早产或低体重儿等，而且也可能会影响孩子将来的性格，导致性格急躁、容易情绪低落或偏激等（图32-8）。

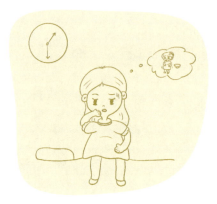

图 32-7　孕期情绪低落

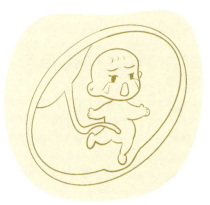

图 32-8　孕妈妈多梦影响胎儿

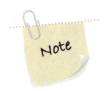

温馨提示

改善多梦症状，提高睡眠质量的方法
- 尽量保持心情舒畅，及时调整自己的情绪，避免过度烦躁、焦虑。
- 可以寻求家人的支持和帮助，必要的时候到医院找心理医生或神经科医生来帮助治疗和调理。
- 适度地进行健身运动。
- 睡前用热水泡脚，促进血液循环，放松身体。

做胎心监护时，如果宝宝不动或动得少，可能宝宝正在睡觉（图32-9）。

06 做胎心监护时，宝宝睡着了怎么办

这时如果想让胎心监护"过关"，妈妈可以试着起身活动一下、轻拍肚皮、换个姿势、跟宝宝说说话、播放音乐来唤醒宝宝，让宝宝在子宫内活动起来（图32-10）。

另外，孕妈妈在做胎心监护前半小时到1小时，可以吃点面包、牛奶等食物，避免饥饿导致宝宝不怎么动，但也不要吃太饱，因为这也会让宝宝不喜欢动。同时，不要为了"过关"而食用巧克力、果汁之类的食物，容易引起宝宝过度兴奋，造成胎儿心动过速、胎动频繁等（图32-11）。

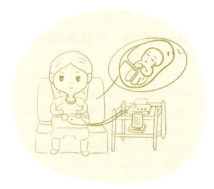

图 32-9　胎心监护时宝宝不活跃

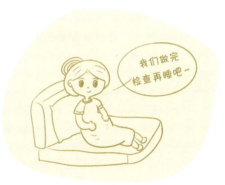

图 32-10　孕妈妈轻拍肚子

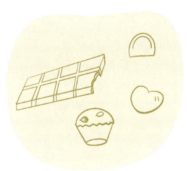

图 32-11　胎心监护前不要吃巧克力

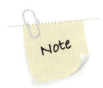

Note

温馨提示　胎心监护是宝宝宫内情况的反映，不能忽视哦！如果胎心监护多次不"过关"，有存在胎儿宫内缺氧可能，应遵医嘱住院观察，若有异常可及时处理。

07

宝宝动个不停，
什么情况

胎动频繁常见原因有下列几种

精神性因素 | 孕妇精神过分紧张或焦虑。

进行了过重的体力劳动或者剧烈运动（图32-12）| 身体过度劳累，引发急性的胎儿窘迫。

脐带绕颈 | 造成了明显的缺氧表现。

孕妈妈患有疾病 | 妊娠糖尿病或 ICP 等，导致胎儿缺氧。

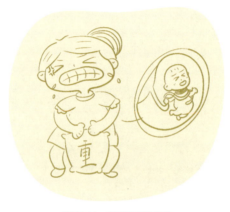

图 32-12　孕妈妈活动剧烈

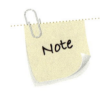

温馨提示　孕妈妈要学会数胎动，发现异常需要及时就诊。明确病因后，医生会根据孕妈妈和胎儿的情况对症处理。还要警惕急促胎动后突然停止，这可能是胎儿翻身打滚时被脐带缠住，血液无法流通，因缺氧而窒息出现的胎动反应。

第三十三周

分娩准备

迈入第 33 周了，胎儿就像只调皮的小猴子，孕妈妈可以很清晰地感受到胎儿的活跃。此时的胎儿身长约 40cm，顶臀长 28cm，体重约 2.0kg，皮肤呈深红色皱缩状。

01

胎儿发育：
皮肤变成可爱的粉红色

此阶段，胎儿血液中产生了大量的红细胞生成素，这会增加胎儿红细胞的生成；肺部逐渐发育成熟，在胎儿出生后，随着肺泡扩张，能够使其具备呼吸功能；中枢神经系统也渐渐完善；瞳孔可以根据光线的强弱扩大和缩小，睡觉的时候会闭上眼睛，醒着的时候会好奇地睁开，幻想着妈妈的样子；生殖系统也发育成熟了，如果是男孩子，睾丸已经降入阴囊，如果是女孩子，大阴唇也明显隆起，左右紧贴。同时，胎儿开始长胎发了，脸上的毳毛已经脱落，骨骼在变硬，但头骨相当柔软，骨缝没有完全闭合，这是为出生时更好地通过妈妈的产道而做的准备。

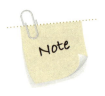

温馨提示

这一阶段，孕妈妈的子宫几乎被胎儿占满，胎儿的活动空间也变得越来越小，这个阶段认真数好胎动尤为重要。胎动是胎儿给妈妈的信号，也是衡量胎儿宫内安全的重要指标，孕妈们千万不要偷懒，多多享受与胎儿交流的乐趣吧（图 33-1）！

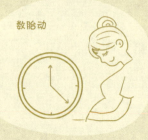

图 33-1 孕妈妈数胎动

还有四周就足月了，很多孕妈妈开始产生各种莫名的担心和焦虑。"医生，我到底能不能顺产？""医生，你看我这么身材这么矮小，分娩时是不是会很困难？"医生的眼睛不是尺，我们要用事实来说话。

02

我适合顺产吗？
测量骨盆，
看看能否自然分娩

骨盆作为胎儿娩出时必经的骨产道，其原有的大小及形状确实是影响分娩的因素之一，它作为一个三维立体结构，有不同的平面和径线（图33-2）。与分娩相关的径线有髂棘间径、髂嵴间径、骶耻外径、坐骨结节间径、耻骨弓角度，孕妈妈在初诊建档时，产科医生们都会仔细进行骨盆测量及检查。分娩时，直接影响分娩进程的骨盆平面有：骨盆入口平面、中骨盆平面、骨盆出口平面。骨盆的类型分为女型（圆形或横卵圆形）、男型（心脏型或漏斗型）、类人猿型（长前后卵形）、扁平型（横卵圆形），在这四种骨盆形态中，女型和类人猿型骨盆比较有助于孕妈妈顺产。

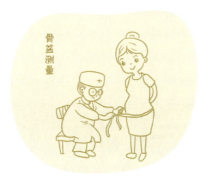

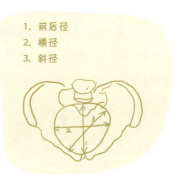

图 33-2　骨盆测量

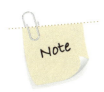

分娩能否顺利进行，除骨盆大小外，还要结合产力、胎儿大小、胎位和孕妈妈当时的精神状态等多方面因素，所以不一定身材娇小的孕妈妈分娩时就会很困难。适不适合顺产这一问题，建议孕妈妈在产科检查时进一步咨询产科专业人员进行综合评估后再决定。

临近预产期，很多孕妈妈都会吃不香、睡不好、情绪不稳，有了些许的分娩焦虑情绪，总以为要生了，却没想到有可能是一次乌龙事件。那什么才是临产的正确信号呢？

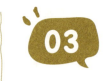

03 临产的信号

信号 1：规律宫缩 | 孕妈妈要学会判断真假宫缩，通常假性宫缩出现在胎动、改变体位、情绪紧张、身体疲劳时，持续时间较短且不规律，不适感主要出现在下腹部，不伴有宫口扩张，大多出现在夜间，清晨会逐渐消失。而正式临产的主要标志是子宫出现规律性收缩，孕妈妈的腹部感觉有明显的阵痛，间隔 5~6 分钟，持续至少 30 秒。孕妈妈对宫缩的主观感受，可表现为腹部阵痛、腹胀、腰酸等（图 33-3）。

信号 2：见红 | 见红是分娩即将开始的比较可靠的征象，大多出现在分娩发动前 24~48 小时。如果见红的量少于平时月经量，颜色为褐色或暗红色并伴有黏液，孕妈妈们不必太紧张，可以先自我观察；如出现见红伴逐渐增强的规律宫缩，建议尽快前往医院急诊。

信号 3：胎膜破裂 | 胎膜破裂又称"破水"，孕妈妈若出现不能控制或自己不能识别的阴道流液，无论孕周大小，请尽量保持平卧，建议拨打 120，在专业人员护送下前往医院及时就诊（图 33-4）。

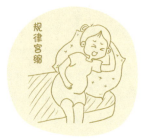

图 33-3 规律宫缩

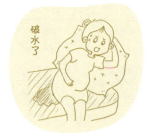

图 33-4 胎膜破裂

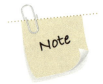

Note

温馨提示

如果出现以上临产症状，请不要惊慌失措，在数好胎动、观察宫缩规律的同时，带上待产包及相关物品，选择合适的交通工具前往分娩机构。

初为人父人母，在新生命即将到来之前，真的很需要一份贴心的攻略。建议孕妈妈们在孕 36 周左右开始着手准备待产包（图33-5），并将物品分类放置。

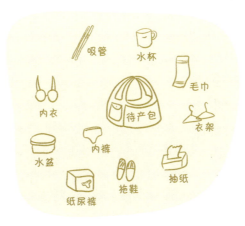

图 33-5　待产包

证件包（表33-1）| 可放置在文具袋内，包括夫妻双方身份证、孕妇医保卡、孕妇医院就诊磁卡、医院产检大卡、孕妇保健手册、银行卡及少量现金、一支签字笔。证件包由办理入院的家属保管，不需要带进产房。

表 33-1　证件包

分类	明细	说明
证件	夫妻双方身份证 孕妇医保卡 孕妇医院就诊磁卡 医院产检大卡 孕妇保健手册 银行卡及少量现金 一支签字笔	可放置在文具袋内，由家属保管，不需要带进产房

妈妈用物包（表33-2）| ①自然分娩带入产房物品，可放置在稍大的手提包或收纳袋中，包括手机及充电器、胎心监护带、产褥垫、抽取式纸巾、一次性马桶垫、可弯曲吸管及水杯、蛋糕、巧克力或一些高能量食物和功能性饮料等。②剖宫产入手术室物品，包括计量型卫生巾、产褥垫若干、腹部冷敷垫。

表 33-2　妈妈用物包

分类	明细	数量
卫生用品	产褥垫	2 包
	一次性马桶垫	1 包
	卫生纸	1 提
	卫生巾	5 包
	一次性内裤	10 条
	湿纸巾	2 包
衣物	月子帽	1 顶
	拖鞋	1 双
	袜子	7 双
	衣服	2 套
	术后束腹带	1 个
母乳用品	吸奶器	1 个
	防溢乳垫	3 包
	乳头霜	1 个
	储奶袋	若干
	马克笔	1 只
清洁用品	毛巾	3 条
	牙刷	1 个
	牙膏	1 个
	肥皂	1 个
	洗头膏	1 个
	沐浴露	1 个
饮食	蛋糕	若干
	可弯曲吸管及水杯	1 个
	巧克力或一些高能量食物和功能性饮料	若干

新生儿用物包 | 包括纸尿裤（新生儿 NB 号）、护臀膏、湿纸巾或棉柔巾、润肤露、口水
（表33-3） 巾、衣裤、帽子、被褥，安全摇篮可能也需要提前准备好，以供新生儿出
院当天使用。如遇喂养困难、母婴分离等特殊情况，请提前备好小量杯、
小调羹、储奶袋。

表 33-3　新生儿用物包

分类	明细	数量
衣物	婴儿包被	1 厚 2 薄
	帽子	2 个
	衣服	5 ~ 6 套
	胎心监护带	2 个
	袜子	3 双
护理	纸尿裤	2 包
	润肤露	1 瓶
	护臀霜	1 瓶
	脐带消毒剂	1 瓶

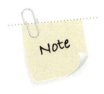

温馨提示　孕妈妈身上的贵重物品如手镯、项链、戒指等，建议提前取下后妥善放置再入院。

随着预产期的临近，建议孕妈妈提前准备一些对分娩有帮助的电话信息。比如，提前在手机里设置紧急联系人，这个人一定是能在紧急情况下可以联络到的委托人（最好是住院期间的陪产家属）。

05

哪些电话一定要
存在手机里

对于没有私家车的孕妈妈，还可以储存有车朋友的联系方式，这样可以在叫不到车的情况下助你一臂之力；或者留存出租车公司或出租车司机的电话，若在大半夜出现临产症状，可以打电话叫出租车，以备不时之需。当然，留存医院的电话也是必不可少的，这样无论在孕期的哪个阶段出现任何情况，都可以与医院及时联系沟通。

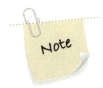

Note

温馨提示

孕妈妈的紧急联系人一定要保持手机畅通，同时建议孕妈妈及家属提前规划好去医院的路线，以免临产情况紧急时浪费时间。

产假是职业女性根据法律规定享有的休假权利。以上海为例，女职工可享受 98 天国家规定的产假。符合法律法规规定生育的夫妻，还可在此基础上享受 60 天的生育假，因此产假时间共为 158 天。这 158 天中包含产前假 15 天，对于整个孕期都在坚持工作的孕

06
我要如何安排产假呢

妈妈而言，可以选择在预产期前 2 周开始休产假。这两周的产前假，孕妈妈可以开始准备分娩物品，包括待产包、新生儿物品等。当孕妈妈们完成分娩，正式进入产假时，建议可以进行如下安排。

做好 42 天内产后恢复 | 4 个多月的产假，第 1 个 1/4 产假是新手妈妈产后康复的重要阶段，要保证睡眠和正常活动量。

形成规律的喂养模式 | 在产假的第 2 个 1/4，即产后 4～8 周，催乳素逐渐升高，乳汁逐渐充沛，新手妈妈开始步入奶量调整期。该阶段，新手妈妈们需要关注宝宝对母乳量的需求和自身泌乳状态。奶量不足但期望母乳喂养的妈妈，可以选择增加宝宝的吸吮频率，多饮水，保证充足睡眠，以增加奶量。该阶段乳汁分泌过多的妈妈，建议不要过度排空乳房，以免过度泌乳，必要的时候可以到相关医院的母乳喂养门诊就诊，寻求专业的支持和帮助。

享受美妙的亲子时光 | 产假的第 3 个 1/4，您已经度过了虚弱的产后 42 天，疲累的乳量调整期也已过去，宝宝的饮食、睡眠逐步规律，妈妈们可以好好享受幸福的亲子时光了。宝宝在爸爸妈妈的悉心照顾下，像加了酵母的面团一样，逐渐长得胖嘟嘟、圆滚滚、白嫩嫩，滴溜溜的黑眼珠，红艳艳的小嘴巴，真的非常可爱。所以这个时期，请享受属于新手妈妈的美妙时光吧（图 33-6）。

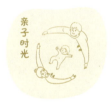

图 33-6 亲子时光

回归职场准备 | 第 4 个 1/4，产假接近尾声，宝宝会笑会闹，而您也准备回归职场。这个阶段需要开始为回归职场做准备，包括帮助宝宝适应不同的喂养方式、计划性使用吸奶器、准备持续母乳喂养所需的背奶设备，以及完成家庭照护角色的交接等（图 33-7）。

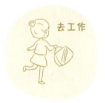

图 33-7 回归职场

产假天数随所在地区的不同而存在差异，妈妈们可以根据当地的政策计划安排产假，也可咨询单位相关部门了解具体产假政策。

分娩是一个自然的生理过程，孕妈妈要积极地面对分娩过程中可能出现的紧张、焦虑、害怕、恐惧等情绪，通过心理准备和适当调节，使自己保持良好的身心状态。良好的心理状态有利于顺利分娩、减少产后出血，降低产后抑郁的风险（图 33-8）。

07

需要做好哪些
心理准备

如何做好心理准备呢？首先，孕妈妈要树立对分娩的信心，不要给自己太大的压力和负担。其次，很多孕妈妈由于缺乏对分娩的充分认识而产生紧张、恐惧的情绪。因此，分娩前除了物质准备以外，必要的知识储备也不可或缺。孕妈妈可以通过孕妇学校、产前教育课程、阅读相关书籍和浏览网站，以及与其他孕妈妈交流等方式了解分娩过程，同时也要学习分娩过程中缓解疼痛的技巧，以及在三个产程中如何配合医护人员。最后，要与家人、医护人员建立良好的沟通和信任关系，得到他们的支持和关怀，以最佳的状态迎接新生命的到来。

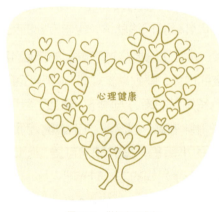

图 33-8　做好心理准备

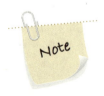

分娩疼痛是自然现象，过度的紧张和恐惧心理会加重疼痛的感觉。所以，保持轻松的情绪很有必要。

第三十四周

家里要做哪些
准备呢

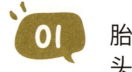

胎头发育：头朝下

此时，胎儿身长 40 ~ 45cm，顶臀长 30cm，体重约 2.2kg，皮肤深红色，全身的皮下脂肪更加丰富，皮肤褶皱减少，各器官继续发育完善，肺和胃肠道功能已接近成熟，已具备呼吸能力，能分泌消化液。随着胎儿的快速增长，他（她）的活动空间也越来越小，胎动也变少了。宝宝能够把头从一侧转向另一侧，眼睛时开时闭。到了这一孕周，宝宝的头部已进入骨盆（图 34-1），如果宝宝是臀位（即臀部向下）或是其他姿势的胎位不正，应在医生的指导下决定是否干预。

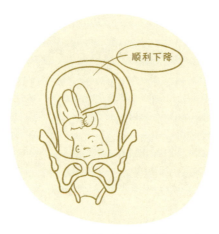

图 34-1　胎儿头部已进入骨盆

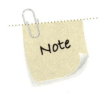

温馨提示　胎位不正会对自然阴道分娩的顺利进行带来不同程度的影响，及时进行产前检查评估，有利于早期纠正胎位、预防难产。

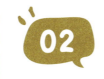

临近分娩，孕妈妈在孕晚期还需要学习掌握这些技能（图34-2）。

02 快生了，孕妈妈还要学习哪些技能呢

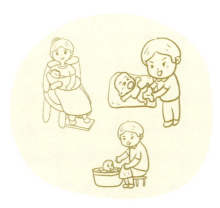

图 34-2　学习技能

如何喂养｜作为新手爸妈，要先读懂宝宝的喂哺信号，哭通常是宝宝发出的最后一个需要喂哺的信号，在宝宝哭的时候才进行哺乳会增加哺乳难度，宝宝很难平静下来，无法含接乳头进行有效吸吮。纯母乳喂养的妈妈要尽可能满足宝宝按需喂养的原则，单侧乳房一次至少吸吮 10～15 分钟，确保宝宝吃到前乳和后乳，再将宝宝换至另一侧乳房喂养。母乳结束的信号不能仅仅从哺乳时间来判断，还要观察宝宝的表现：自己离开乳房，看上去满足；吸吮模式由积极地吸吮吞咽变为浅浅地安抚性吸吮。宝宝 24 小时内大约需要更换 5～6 片纸尿裤，若每天有 3 次以上稀软金黄色大便，基本可以判断宝宝的摄入是足够的。

如何换纸尿裤｜新生儿臀部皮肤娇嫩，若不及时更换纸尿裤，容易造成局部皮肤尿布疹，所以新手爸妈们一定要注意保持宝宝臀部的清洁干燥。每次换纸尿裤时，要彻底清洁臀部及生殖器区域的皮肤（女宝宝需要从前向后清洁，如果擦拭的纸巾接触到粪便应及时更换），并把小屁屁彻底擦干或在空气中晾干，再穿上干净的纸尿裤。为了预防尿布疹的发生，可以在清洁臀部后涂抹一层薄薄的护臀霜。

如何给宝宝洗澡｜保持室温在 26～28℃，准备好三条小毛巾（洗头、洗脸、洗身体）、浴巾、宝宝的衣服、纸尿裤。水温控制在 38～42℃，水的高度以不浸没宝宝的肚脐为宜。正式洗澡前，先脱去宝宝的衣物、纸尿裤，可以用浴巾把宝宝裹起来。接下来，可按照以下步骤为宝宝沐浴：①洗脸：用小毛巾依次轻拭眼睛、鼻子、嘴巴、额头、脸颊。②洗头：用一手手掌托

279

住头部和颈部，并用大拇指和中指轻轻把耳垂翻上，以免耳朵进水，手臂托住宝宝的背；另一只手涂洗发露，轻轻揉搓头发，然后用清水洗净，毛巾擦干。③洗身体：先洗前胸，一手横过肩后固定于宝宝腋下，使用沐浴露清洗颈部、前胸、上肢、腹部、下肢、生殖器等部位。再将宝宝翻转过来，一手横过胸前，固定于宝宝腋下，让宝宝趴在手掌上，依序清洗背部→臀→下肢等部位，洗好之后再抱起擦干、穿衣服和换干净的纸尿裤。

Note

温馨提示 脖子、腋下、大腿根等褶皱部位要注意洗净、擦干。沐浴完毕，用安尔碘消毒新生儿脐带根部残端，避免纸尿裤的摩擦造成脐带根部感染，禁止在脐带残端涂抹爽身粉、面霜及乳液等，以免发生感染。

坐月子是通俗的说法，医学上指女性的产褥期（通常是产后6周）。在此期间，产妇身体会发生很多变化，如子宫的复旧、恶露的排出、盆底肌的变化、乳房的变化等。产妇要科学地坐月子，促进产后身心恢复（图34-3）。

03

一起讨论如何坐月子吧

饮食方面 | 正常分娩后，基本可以恢复正常饮食，建议补充优质蛋白质，适量摄入汤汤水水，注意食物多样化，多补充水分，多吃新鲜的蔬菜水果，保持大便通畅，避免饮酒和辛辣刺激食物。

衣着方面 | 建议月子期间选择宽松、舒适的衣服，面料透气，厚薄适中，款式便于哺乳。

个人卫生方面 | 月子期间可以洗澡，选择擦浴或淋浴，不建议盆浴。注重会阴伤口的清洁护理，如厕后用温水清洗会阴伤口、勤换卫生巾。每日坚持刷牙，勤洗手、勤剪指甲，勤换衣裤（穿棉质宽松衣裤）、被褥，保持清洁。

休息与活动 | 应保持室温约25~26℃，可以开空调、吹风扇，以体感舒适为宜，每天定时开窗进行通风换气。不建议产后一直躺在床上，产后需要尽早活动，以避免静脉血栓形成，但同时要避免重体力劳动和剧烈运动。

注意避孕 | 产后6~8周后就可以恢复性生活了。但是，即使没有来月经，却并不代表没有排卵，因此产后同房一定要做好避孕。

重视情绪变化 | 产后由于体内孕酮、雌激素等激素断崖式下降，会导致产妇出现易怒、焦虑或者抑郁等负面情绪。产妇应学习母婴照护相关知识，减轻产后压力，同时积极寻求帮助，及时排解自己的负面情绪。整个月子期间需要保证良好的睡眠，养成与宝宝的睡眠和喂养相适应的作息时间和生活习惯，保持良好的心态，多与家人沟通，家人的陪伴、理解和支持对促进妈妈的产后心理健康十分重要。

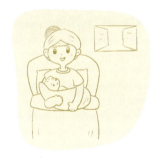

图34-3　坐月子

Note

温馨提示 坐月子的尾声，通常在产后42天左右，妈妈们需要带上宝宝一起去分娩机构进行产后复查和新生儿体格检查，产科医生会全面评估妈妈的身体恢复程度，儿科医生则评估宝宝的生长发育情况。

一个好的名字，可以说是父母送给孩子的第一份礼物，承载了父母对孩子美好的心愿和祝福。想要取一个有寓意、读起来又好听的名字，需要新手爸妈们花费一定的时间认真思考。为了不要在分娩之后赶工取名，准爸爸妈妈们从现在开始就可以考虑宝宝的名字了（图34-4）。

04
一起考虑宝宝的名字吧

由于不确定宝宝的性别，可以男孩女孩各取一个，做好两手准备。父母为宝宝办理出生登记时，不仅需要提供宝宝的名字，还要出具下列证件和证明材料：①宝宝本人的《出生医学证明》；②父母或其他监护人的居民户口簿、居民身份证；③户口登记机关要求提交的其他证明材料。出生证的有效办理时限为自宝宝出生后的一个月内。

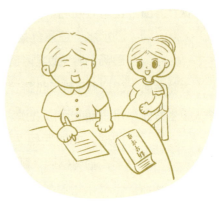

图 34-4　取名字

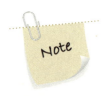
Note

温馨提示　新生儿取名应当符合国家有关规定，例如宝宝应当随父姓或母姓、姓名用字应当在 2 个汉字以上、6 个汉字以下等，具体可参考《中华人民共和国姓名登记条例》的相关规定。

十月怀胎，一朝分娩。即将升级
为父母的准爸爸妈妈们是否已经做好
准备，迎接新生命的诞生了呢？接下
来就来理清入院待产的流程吧。

05 一起学习去医院
时的流程吧

　　需要准备待产包，包括证件类、物品类、食品类等，提前用购物袋打包好。

　　提前了解分娩机构的几个重要位置，包括产科急诊、住院部、产房、产科病房等；了
解分娩机构床位的种类、VIP 病房的价格和预订方式。

　　学会识别临产征兆，当出现规律宫缩、见红或破水等临产征兆时，建议孕妈妈带上准
备好的待产包及时前往医院产科急诊就诊（图 34-5）。

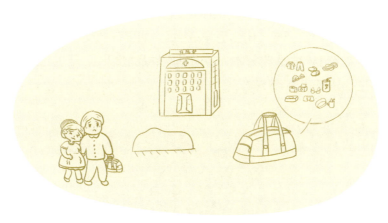

图 34-5　准备好待产包入院临产

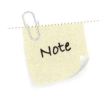

温馨提示　孕妈妈需要做好分娩前的充分准备，提前熟悉医院就诊流程。为保障母婴安全，入院后请
不要私自离院。

《出生医学证明》是《中华人民共和国母婴保健法》规定的法定医学证明，是证明新生儿出生状态、血亲关系和申报户口的有效法律凭证，也是每一个新生儿人生的第一份档案。

06
如何办理出生医学证明

　　妈妈分娩后，分娩机构护士会填写《出生医学证明》首次签发登记表中的分娩信息，和家属、产妇核对相关信息，将《出生医学证明》首次签发登记表、《出生医学证明》申领须知、授权委托书发给家属或产妇。在产后 30 天内，带好填写完整的《出生医学证明》首次签发登记表、《出生医学证明》申领须知、新生儿父母双方身份证原件及复印件（正反面）提交至相关办理窗口。在提交 2 个工作日后，由产妇本人凭新生儿父母双方的身份证在指定时间前往办证窗口领取《出生医学证明》。如果在提交材料和领取出生证时，产妇无法亲自前往，就需要代办人带好本人身份证原件及复印件、新生儿父母双方身份证、产妇签字的委托书，进行代办（图 34-6）。

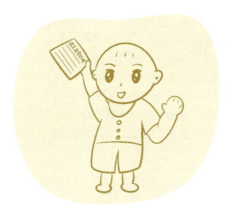

图 34-6　出生医学证明

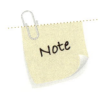

Note

温馨提示　《出生医学证明》一经签发，证件上的各项信息原则上不作变更。所以，在填写《出生医学证明》申领信息时，新生儿姓名，一定请妈妈和家人一起慎重商定后最终确定。

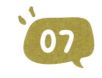

07 现在可以为宝宝准备哪些物品呢

入院待产时新生儿必需品主要包括：纸尿裤1包（通常为NB号）、新生儿专用的材质柔软的绵柔巾、湿巾、毛巾（更推荐纱布巾）、口水巾及护臀霜1盒，合适宝宝大小和当时天气情况的厚度适中的包被。

宝宝出生后，为了更好地保暖、防止低体温的发生，准备新生儿帽子一个，备好带刻度的奶杯、喂奶勺、奶粉，以备在母乳量不够时或新生儿血糖过低时使用，准备出院当天所需的新生儿衣裤、被褥、提篮或安全座椅，以保障出行途中的旅途安全（图34-7）。

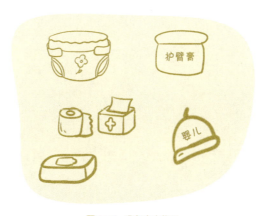

图34-7　准备宝宝物品

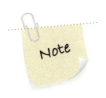

温馨提示　新生儿皮肤娇嫩，请为宝宝选择全棉的衣物，尽量避免选择带有坚硬物品的衣服，如扣子、拉链、饰品等，以免划伤宝宝。同时，妈妈也需要准备柔软、宽松、舒适的衣服，方便哺乳，以增进母婴感情。

第三十五周

胎盘

这个阶段，胎儿越来越大，妈妈的"小房子"开始变得有些拥挤。孕妈妈会感觉这段时间胎儿的胎动没有以前那么频繁，但幅度却越来越大，时不时要狠狠踹一脚，小脚和小拳头都特别有劲，有时甚至可以顶出一个"小山丘"。

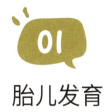

胎儿发育

这一时期的胎儿除了消化系统还没有发育成熟，其他的功能脏器都已准备就绪。皮下脂肪逐步积累帮助恒定体温；听力发育成熟，已经习惯了妈妈"扑通扑通"的心跳声，指甲也已长到接近指尖的程度。

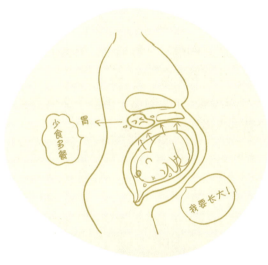

图 35-1　孕妈妈要少食多餐

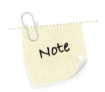

温馨提示　随着胎儿不断长大，妈妈的肚子越来越沉，宫底高度已经超过肚脐和剑突连线的中点，"小房子"的屋顶越来越高，因此有时候妈妈吃多了会觉得不舒服。这个时期可以选择少食多餐，同时也要多多关注胎动的情况（图35-1）。

平日里看到漂亮可爱的双胞胎宝宝是不是非常羡慕？双胞胎的出现有两种可能，一种是由同一个受精卵分裂而成（同卵双胎），另一种是由两个不同的卵子分别受精而成（异卵双胎），又分别称单卵双胎和双卵双胎。所以，双胎是不是都有 2 个胎盘呢？答案是：不一定。

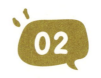

02

双胎，应该是有 2 个胎盘吧

双卵双胎 | 由两个卵子分别受精形成的双胎，约占双胎妊娠的 70%，胎盘多为 2 个，也可融合成 1 个，有各自独立的血液循环，相当于 2 个宝宝有各自的房间、各自的营养通道。

单卵双胎 | 由一个受精卵分裂形成的双胎，分为以下类型。

双绒毛膜双羊膜囊双胎 | 有 2 个羊膜囊、2 层绒毛膜、胎盘为 1 个或 2 个（图 35-2）。

单绒毛膜双羊膜囊 | 胎盘为 1 个，2 个胚胎之间隔着 2 层羊膜，相当于 2 个宝宝有各自的房间，但共享 1 个营养通道（图 35-3）。

单绒毛膜单羊膜囊 | 两个胎儿共享 1 个羊膜囊、1 个胎盘，相当于 2 个宝宝共享 1 个房间，共享 1 个营养通道（图 35-4）。

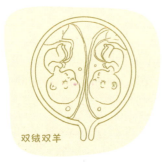

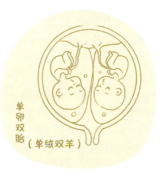

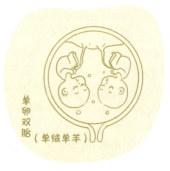

图 35-2　双绒双羊　　　　　　　　　图 35-3　单绒双羊　　　　　　　　　图 35-4　单绒单羊

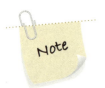

温馨提示　双胎妊娠并发症的发生率高于单胎妊娠，因此双胎妊娠的孕期监护至关重要。建议双胎的孕妈妈一定要严格接受定期的产检，遵循专业医生的指导建议。

胎盘是连接母体与胎儿的器官，通过脐带负责母胎之间的物质交换，为胎儿的生长发育传输所需的各种营养。胎盘一般都是附着在子宫壁上的，正常位置是附着于子宫体的前壁、后壁、侧壁或宫底部。然而，胎盘有时会偏离正常位置。

03

不同位置的胎盘会有怎样的影响

在妊娠 28 周以后，胎盘附着于子宫下段，甚至胎盘下缘靠近或覆盖宫颈内口，临床上称为前置胎盘。医学上通过评估胎盘下缘和宫颈内口的距离来判断是否是前置胎盘。前置胎盘的类型包括边缘性前置胎盘（胎盘附着于子宫下段，下缘达子宫颈内口，不超越宫颈内口）、部分性前置胎盘（宫颈内口部分被胎盘组织覆盖）、完全性前置胎盘（宫颈内口全部被胎盘组织覆盖）(图 35-5)。

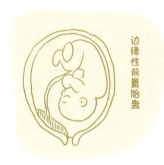
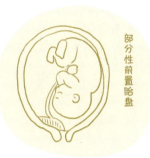
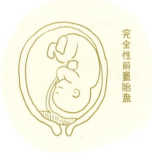

边缘性前置胎盘　部分性前置胎盘　完全性前置胎盘

图 35-5　前置胎盘的类型

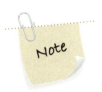

温馨提示　胎盘距离宫颈内口越近，越容易引起严重的阴道出血，危及母儿的生命安全。所以，孕妈妈一定要定期进行产前检查，经产科医生充分评估胎盘的位置后确定分娩方式，若有任何异常，如阴道出血等情况发生，需要立即前往医院急诊就诊。

从孕晚期（孕 28 周）开始，产检 B 超报告单上会出现胎盘成熟度分级。胎盘按照成熟度分为 0 级、Ⅰ 级（胎盘成熟的早期阶段）、Ⅱ 级（胎盘接近成熟）、Ⅲ 级（胎盘已经成熟）。等级越高，胎盘在超声下所表现的钙化和纤维化等程度也越明显。孕 28 周的胎盘级别多为 0～Ⅰ 级，到 36 周左右多为 Ⅰ～Ⅱ 级，到 40 周左右胎盘级别多为 Ⅱ～Ⅲ 级（图35-6）。

很多孕妈妈担心胎盘成熟过早会影响胎儿的生长发育，甚至会引起早产。其实"胎盘老化"并不是一个科学的概念，胎盘同胎儿一样，需要经历生长、发育、成熟的过程，成熟度达到 Ⅲ 级并不意味着胎盘老化、丧失功能，而是指胎盘已经完全达到成熟。胎盘分级高与围产儿的不良结局并无绝对的关系。

04
胎盘的成熟度对宝宝有影响吗

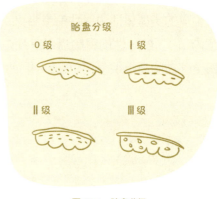

图 35-6　胎盘分级

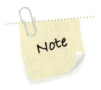

温馨提示

早期监测胎盘功能不具有临床意义，孕妈妈不要过度担心胎盘的成熟度，而应当按时做好产检，孕晚期每天坚持自数胎动。

在双胎妊娠中，双卵双胎各自形成自己的胎盘和胎囊，两者血液互不相通，有时胎盘紧贴在一起，呈现似融合，但两个胎囊之间仍隔有两层羊膜和两层绒毛膜，发生低置胎盘或前置胎盘的概率高于单胎妊娠，主要原因是双胎胎盘的总面积较大。

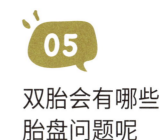

05

双胎会有哪些
胎盘问题呢

尤其是双绒毛膜双胎的胎盘，在孕中期或孕晚期，胎盘融合后胎盘面积变大容易造成胎盘组织覆盖宫颈内口，这种情况容易造成孕期或产后出血。

因此，双胎并发前置胎盘的孕妈妈，一定要注意孕期适当休息，不要剧烈运动，避免性生活。

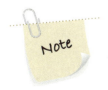

温馨提示　双胎妊娠的胎盘问题往往不是单一存在的，需要专业的产科医生进行综合评估。

06 胎盘发生问题，医生会如何处理呢

副胎盘 | 通常存在于主胎盘周围，是借助胎膜、血管与主胎盘相连的一叶或数叶胎盘组织，其发生率在所有妊娠中约占5%～6%。双叶胎盘是副胎盘的一个变异，其两叶胎盘大小近似。绝大多数副胎盘没有临床表现，通常可能在分娩后常规检查胎盘时发现。

巨胎盘 | 妊娠足月胎盘厚1～3cm，直径16～20cm。若超声厚度测量显示前壁胎盘厚度＞3.3cm或后壁胎盘厚度＞4.0cm，则为巨胎盘。胎盘增厚可见于母体病毒感染以及糖尿病、巨大儿、胎儿水肿等。巨胎盘极易并发胎盘发育不全，当产前超声发现胎盘增厚时，产科医生会综合评估胎儿发育情况，孕妈妈不必过于担心。

胎盘血肿 | 包括胎盘后血肿和绒毛膜下血肿，可能与流产、胎盘早剥、胎儿生长受限、早产、胎盘粘连等因素有关。产科医生会告知存在胎盘问题的孕妈妈卧床休息，采用药物止血、抑制宫缩、保胎等对症处理措施。

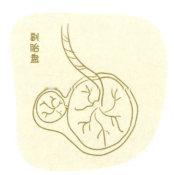
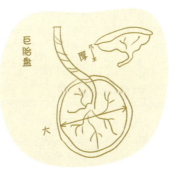
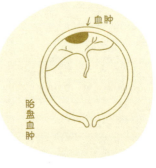

图 35-7 胎盘问题

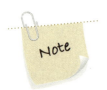

温馨提示 孕妈妈需要定期前往产检机构接受超声检查，及时发现是否存在胎盘问题，医生会根据综合评估结果进行相应处理。

前置胎盘是指妊娠 28 周后，胎盘附着于子宫下段，其下缘毗邻或覆盖宫颈内口。由于胎盘位置过低，影响胎儿在妊娠晚期正常胎位入口的位置，在一定程度上阻碍胎儿从阴道分娩。前置胎盘常见的表现是在妊娠晚期发生无诱因、无痛性反复阴道流血（图35-8）、贫血、休克，可引起产后出血、胎儿窘迫、早产、植入性胎盘等并发症。

07

胎盘前置怎么办

孕周小于 36 周、胎儿存活、一般情况良好、阴道流血量少、无须紧急分娩的孕妈妈，可以采取期待疗法。在阴道流血期间应当减少活动量、注意休息；禁止肛门检查和不必要的阴道检查；密切观察阴道流血量；监测好胎儿的宫内状况，坚持数好胎动；纠正贫血。若出现大量阴道流血甚至休克的情况，需要立即终止妊娠。存在胎动异常、胎心率异常等胎儿缺氧表现时，医生会采取急诊剖宫产手术。对于未出现临床症状的前置胎盘孕妈妈，产科医生会根据具体的胎盘前置类型来决定分娩时机。

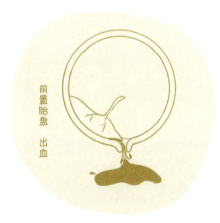

图 35-8　前置胎盘出血

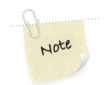

前置胎盘容易引起阴道出血，孕期一定要重视，孕妈妈须按时进行产前检查。发生反复发作的无痛性阴道流血时，需要及时到医院就诊，有助于医生早期确诊前置胎盘并做出正确处理。

第三十六周

如何选择
分娩方式

腹中的小宝贝36周啦！孕晚期的孕妈妈，身体日渐沉重了吧，摸摸你的大肚肚，子宫高度差不多在剑突下2横指了。在你肚子里乖乖"吃饭"、吸收营养的小宝宝，现在身长约45cm，顶臀长32cm，约有2.5kg重，因为皮下脂肪的沉积皮肤变得有弹性，面部皱褶消失，皮肤颜色已经从半透明变成了红色，身体圆润，指/趾甲已达到指/趾端。

此时的胎儿可以听到妈妈体内的声音，各个器官都发育完全（图36-1）。胎儿最近正在练习一些很酷的新技能：吸气、呼气、吮吸、眨眼……如在这一阶段出生，已经能够很好地啼哭和吸吮，生存能力良好，存活率很高。

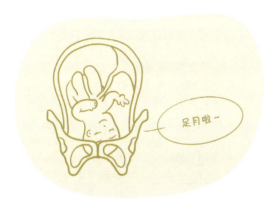

足月啦～

图 36-1　36 周的胎儿

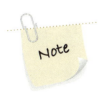

温馨提示　胎儿临近足月，孕妈妈应该尽量放松心情，注意观察自己的临产征兆，随时待命，迎接宝宝的出生吧。

分娩，是胎儿离开母体，成为独立存在的个体的过程。分娩方式包含阴道分娩和剖宫产两种，其中阴道分娩又分为自然阴道分娩（顺产）、胎头负压吸引器阴道分娩和产钳阴道分娩。有的孕妈妈听说阴道分娩好，生出来的宝宝经受过"历练"，更加健康；有的孕妈妈听说生孩子痛，一心就想剖宫产。

02

我要怎么选择
分娩方式呢

有的孕妈妈则是都快到预产期了，还没想好怎么生⋯⋯那么，到底是阴道分娩，还是剖宫产呢？先来看看顺产与剖宫产各自的优缺点吧（表 36-1）！

表 36-1　顺产与剖宫产的优缺点比较

	优点	缺点
顺产	◇ 恢复较快，腹部不会留疤 ◇ 住院时间短，花费少 ◇ 母乳喂养早启动，有利于促进母婴健康 ◇ 宝宝经过产道挤压，发生呼吸困难、肺炎风险较剖宫产低	◇ 中途可能会顺转剖 ◇ 经历长时间的宫缩痛 ◇ 可能发生严重会阴裂伤、会阴切开 ◇ 可能引起盆底和盆腔脏器脱垂
剖宫产	◇ 为不能经阴道分娩或经阴道分娩可能存在危险的产妇提供解决方案 ◇ 缩短产程，新生儿娩出时间可预测	◇ 恢复慢，腹部留疤 ◇ 住院时间较顺产长，花费较高 ◇ 生产后会有伤口痛、宫缩痛，一般持续 2～4 天 ◇ 需要承担麻醉风险、血栓风险、伤口感染风险 ◇ 远期并发症较顺产多，如剖宫产瘢痕妊娠、胎盘植入等 ◇ 开奶时间较顺产延后 ◇ 较顺产出血风险稍大，出血量稍多

无论选取哪种分娩方式都需要医生综合评估（图 36-2），如果孕妇和胎儿的状况良好、骨盆大小适宜、胎位正常，一般建议顺产。如果存在胎位不正、头盆不称、胎儿过大、胎心不好、胎膜早破等情况，或者产妇患有严重的脏器疾病，则需要进行剖宫产。

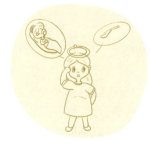

图 36-2　选择顺产还是剖宫产

温馨提示　自然阴道分娩对大多数孕妈妈而言是理想的分娩方式，生理条件允许的条件下，顺产是最优选择。如果孕妈妈担心疼痛，无痛分娩可以有效减轻分娩时的疼痛，助您一臂之力。

分娩被认为是女性一生中最为痛苦的经历之一，它的疼痛仅次于最高级别的烧伤痛。分娩痛可能会导致胎儿缺氧、难产，还可能会给产妇造成心理创伤。这种痛，难道除了忍，还是忍？

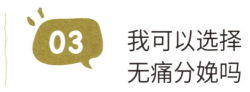

03 我可以选择无痛分娩吗

随着医疗护理技术的发展，分娩镇痛逐渐发展成熟。除了陪伴分娩、水疗法、热敷、经皮电神经刺激疗法等非药物性分娩镇痛方法之外，还有一种神奇的镇痛手段——药物性分娩镇痛，又称无痛分娩。无痛分娩常用的方法是椎管内分娩镇痛，是由麻醉医生将低浓度、小剂量的局部麻醉药注射到脊椎外层硬膜外隙，使产痛明显减轻，同时产妇意识清醒，活动正常，能较为轻松地完成分娩过程（图36-3）。

无痛分娩会对宝宝有影响吗？无痛分娩真的一点也感觉不到疼吗？其实，无痛分娩时用的是低浓度、小剂量的麻醉药，并且分娩后进入母亲血液和乳汁的药量微乎其微，所以无痛分娩对宝宝几乎没有影响。无痛分娩不等于一点也不痛，它只是把分娩疼痛降低为可以忍受的轻度疼痛，即使有痛感也在可接受范围之内。

若出现以下情况，则提示不适宜选择无痛分娩，包括：产妇本人拒绝；经医生评估不能进行阴道分娩者；存在椎管内阻滞禁忌，如颅内高压、凝血功能障碍、穿刺部位及全身性感染，以及各种原因影响穿刺操作等。

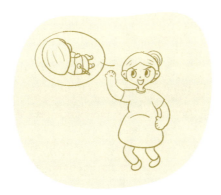

图 36-3　无痛分娩

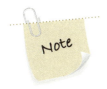

温馨提示　疼痛是个人主观感受，因人而异，保留轻微的子宫收缩感觉是最好的无痛分娩方法。此外，不是所有想顺产的妈妈都适合无痛分娩，需要满足适合条件才可以。

自由体位分娩是指产程中产妇采取舒适且能缓解疼痛的体位，如卧、走、坐、立、跪、趴、蹲等姿势，而不是静卧在床或固定某种体位。自由体位不仅能够增加产妇躯体控制感，改善产妇的分娩体验，还有利于胎头下降、预防胎儿缺氧、纠正胎儿头位异常、产妇更好地与助产士默契配合，促进正常分娩（图36-4）。

那么，哪些孕妈妈适合自由体位呢？其适应证包括单胎，头位；无阴道分娩禁忌证；骨盆产道无异常；无严重内外科疾病、产科合并症和并发症。胎头位置异常时，若枕横位或者枕后位、胎膜未破或者胎膜已破，经专业人员评估确认胎头已入盆且胎头紧贴宫颈，也可自由体位分娩。

04

我可以自由体位分娩吗

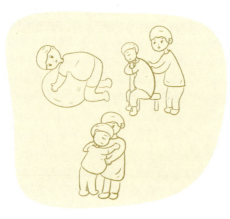

图 36-4　自由体位分娩

绝大部分的孕妈妈都是适合自由体位分娩的，尤其对一些胎位异常的孕妈妈，如枕后位、枕横位，采取相应的体位可帮助调整和纠正胎位异常。

拉玛泽呼吸法，又称精神无痛分娩法，是一种孕妇在分娩前的呼吸锻炼方法，通过掌握呼吸技巧，达到放松心情、减轻阵痛的作用[30]。它以心理预防为依据，孕妇需要从怀孕 7 个月开始学习神经肌肉控制、产前呼吸技巧，在分娩时利用放松肌肉及呼吸技巧，主动控制宫缩引起的疼痛及其他不适。拉玛泽呼吸法缓解疼痛的原理是：当阵痛来临，孕妈妈们可以把注意力集中在对自己的呼吸控制上，原本疼痛时立即出现的"肌肉紧张"经过多次呼吸练习转化为"主动肌肉放松"，从而减轻疼痛，在产痛和分娩过程中保持镇定，顺利分娩（图 36-5）。

05

拉玛泽呼吸法要怎么做

孕妈妈根据宫口扩张的情况选择不同的呼吸方式

廓清式呼吸（深呼吸） | 孕妈妈平躺在垫子上，头下、膝下各垫一个枕头，然后深深地由鼻子吸气，再用嘴深深地呼气，就像在吹蜡烛，随之全身放松。

胸式呼吸 | 身体完全放松，眼睛注视着一个定点，随着宫缩开始，由鼻吸气、嘴呼气，每分钟 6～9 次，适用于子宫收缩初期。

浅而慢的加速呼吸（轻浅式呼吸） | 随着宫缩增强而加速呼吸，随宫缩减弱而减慢呼吸。

喘息式呼吸 | 适用于宫口近开全时，这是第一产程中收缩最强烈、频率最高，但为期最短的阶段。

屏气运动 | 宫口开全，此时胎儿随时会娩出，所需时间的长短取决于产妇用力是否有效，正确的做法是在宫缩期间用力，宫缩结束时完全放松并休息（练习时仅模拟，不可向下用力）。

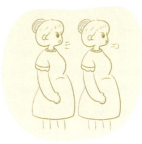

图 36-5 拉玛泽呼吸法

哈气运动 | 适用于宫口未开全而有强烈便意或第二产程胎头娩出时。

怀孕满 7 个月后，在产科专业人员指导下，孕妈妈可开始练习拉玛泽呼吸法，反复练习至技巧熟练，准爸爸们共同参与练习效果更佳。

水中分娩是指分娩发动后，在特定的分娩浴缸内，借助水的浮力、流动性和温度，达到放松身心、促进分娩的目的（图36-6）。水中分娩在国外应用广泛，相比于传统自然分娩，能够为孕产妇带来更好的分娩体验，其有助于产妇在分娩时放松，缓解疼痛，降低会阴切开和会阴损伤的发生率，对胎儿安全可靠。

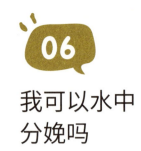

06

我可以水中分娩吗

水中分娩适用于足月妊娠（37～41^{+6}周）、单胎头位、无头盆不称、胎心监护正常、新生儿出生体重估计在3～3.5kg、无妊娠合并症及并发症的孕妈妈。

有难产可能性的孕妈妈应慎重选择水中分娩，包括产妇肥胖、估计胎儿体重≥3.5kg、胎儿腹径＞35cm、胎儿脐带绕颈2周及以上。如果是脐带绕颈1周者，仍可以在水中做松解处理。除此以外，若怀疑胎儿在宫内会发生缺氧、产时出现感染、产妇患有传染性疾病，如乙肝、淋病、生殖道沙眼衣原体感染等，也是水中分娩的禁忌证。同时，有流产史、双胞胎或多胞胎、早产、羊水破裂超过24小时的产妇也不适合水中分娩。

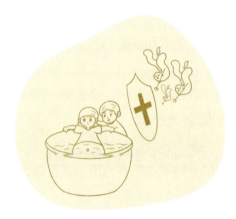

图 36-6　水中分娩

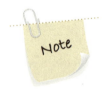

Note

温馨提示　孕妈妈是否适合水中分娩取决于母体和胎儿的具体情况，需要经医生专业评估后进行合理选择。

会阴切开术是针对阴道分娩的产妇采取的一种医疗干预措施，能适当扩大阴道出口，可减少会阴阻力，协助胎儿顺利娩出，缩短第二产程，并防止严重的会阴裂伤（图36-7）。很多助产士在接生的时候，都曾听到过产妇会说这样的话："医生，不要给我剪一刀好吗？""医生，我不要侧切，剪一刀很痛的。""医生，剪了就要缝针了，我要痛死的。"事实上，会阴切开不是顺产的必须环节。早在1996年，世界卫生组织就指出，常规会阴切开是常用、但不适宜的技术，并强调要控制会阴切开率，在保障母婴安全的前提下开展限制性会阴切开。

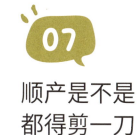
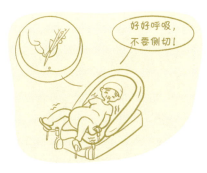

图36-7 会阴切开术

那么，什么样的情况需要会阴切开呢？

- 会阴组织弹性差：过紧（充分扩张仍不足以娩出胎头）、水肿或脆性增加、瘢痕等估计分娩时会阴撕裂不可避免者；
- 因母儿有病理情况急需结束分娩者；
- 产钳或胎头负压吸引器助产者（视母胎情况和手术者经验决定）；
- 早产胎头明显受压者。

上述适应证并不是绝对的会阴切开指征，助产士会在充分评估母儿情况的基础上进行决策，如必须要进行会阴切开，助产士会正确选择会阴切开的方式、程度和时机，并采取会阴部神经阻滞麻醉、会阴局部浸润麻醉以减轻产妇的疼痛不适。

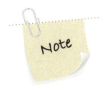

温馨提示 是否需要会阴切开，需要医生和助产士根据胎儿体重和产妇会阴条件综合评估。据文献报道，我国初产妇会阴切开率为41.7%，经产妇为21.5%，各位孕妈妈不用过分担心。

第三十七周

自然分娩和
剖宫产的
注意事项

亲爱的准妈妈，恭喜你，从今天（37周）开始，你的小宝贝足月啦，是个有"合格证"的小可爱了（图37-1）！

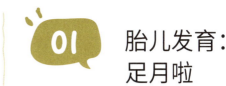

01 胎儿发育：足月啦

此时的胎儿，视力、听力、嗅觉、味觉、心肺功能、消化系统、四肢的运动以及呼吸功能等都已经发育良好。宝宝在肚子里的体位朝自然分娩的方向移动，体内的脂肪增加到了约8%。为了出生后调节体温，胎儿身上的绒毛和杂毛开始脱落，并继续储蓄脂肪，大脑也在持续发育。这时候的胎儿身长约有49cm，重约2.9kg，像个大哈密瓜那么重。

宝宝足月了，意味着距离分娩更近了，定期产检、数胎动、控制体重、健康的生活习惯，还是一个都不能少。如果准妈妈没有不舒服，每天保持30分钟的适度活动，比如散步、力所能及的家务劳动等，有利于增强产程中和分娩时的体力，促进分娩。

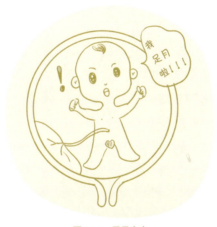

图 37-1 足月宝宝

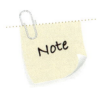

温馨提示

小宝贝足月后，随之而来的分娩需要准备很多物品，准爸爸准妈妈都准备好了吗？备齐所需的物品，分娩来临时就不会慌乱啦！

有些孕妈妈本来打算顺产，可是一想到要在"下面"剪一刀，就开始打退堂鼓，对侧切的恐惧就像孙大圣脑袋上的紧箍咒，让孕妈妈感到害怕且在脑海里挥之不去。顺产，就一定会侧切吗？能不侧切吗？

02
自然分娩怎么样避免"会阴切开"呢

会阴切开是指当胎头拨露 3～4cm 时，在实施局部浸润麻醉后，使用侧切剪刀在会阴部做一外科切口以扩大阴道出口的手术。助产士或产科医生在接产时，会根据胎儿情况、产妇会阴条件、产力、配合程度、会阴切开意向等多方面进行综合评估，判断是否需要进行会阴切开。孕妈妈想要争取不侧切，产前功课可不能少做（图 37-2）。在孕期，合理饮食，控制胎儿的体重，并适当运动，锻炼腹肌、膈肌以及心肺功能，学会正确屏气、使用腹压，如拉玛泽呼吸法。在孕晚期及分娩前，用手指向外向下撑开会阴进行会阴体按摩。产前会阴体按摩可以增加会阴弹性，增加顺产成功率，降低会阴切开率，增加会阴完整性。研究显示，进行会阴体按摩的孕妇，生产时每 100 人中会阴完整无撕裂的将增加 10～18 人。孕 35 周起，若孕妈妈有意愿且无相关禁忌症（如阴道炎），可在助产士的指导下进行会阴体按摩。

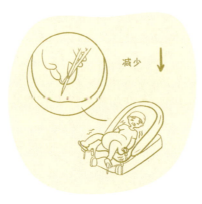

减少

图 37-2　减少侧切

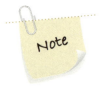

孕妈妈在开宫口的第一产程阶段，不宜过度喊叫，建议保存体力。宫口开全后，配合助产士合理用力，良好的配合有利于助产士更好地保护会阴的完整性。

温馨提示

剖宫产术是指妊娠 28 周后，切开腹壁和子宫取出胎儿及其附属物的手术。剖宫产是产科临床中最常使用的手术之一，目的是保证母婴健康及安全，对处理难产和因母儿问题无法经阴道分娩的孕妇具有重要作用。那么，什么情况下需要剖宫产呢？

03

什么情况下需要剖宫产

2014 年中华医学会妇产科学分会产科学组制定的《剖宫产手术的专家共识（2014）》指出，以下情况为剖宫产的明确手术指征

- 胎儿窘迫：妊娠晚期因合并症或并发症所致的急、慢性胎儿窘迫和分娩期急性胎儿窘迫。

- 短期内不能经阴道分娩者，应立即行剖宫产术。

- 头盆不称：绝对头盆不称或相对头盆不称，经充分阴道试产失败者。

- 瘢痕子宫：2 次及以上剖宫产手术后再次妊娠者；既往子宫肌瘤剔除术穿透宫腔者（图 37-3）。

- 胎位异常：胎儿横位、初产足月单胎臀位（估计胎儿出生体重 > 3.5kg 者）、足先露，以及其他难以经阴道分娩的胎位异常情况。

- 前置胎盘及前置血管：胎盘部分或完全覆盖宫颈内口及前置血管者。

- 双胎或多胎妊娠：第 1 个胎儿为非头位；复杂性双胎妊娠；连体双胎、三胎及以上的多胎妊娠。

- 脐带脱垂：胎儿有存活可能，评估结果认为不能迅速经阴道分娩，应行急诊剖宫产手术。

- 胎盘早剥：胎儿有存活可能，应监测胎心率并尽快实行急诊剖宫产手术娩出胎儿。重度胎盘早剥，胎儿已死亡，也应行急诊剖宫产手术（图 37-4）。

- 孕妇存在严重合并症和并发症：如合并心脏病、呼吸系统疾病、重度子痫前期或子痫、急性妊娠期脂肪肝、血小板减少及重症 ICP 等，不能承受阴道分娩者。

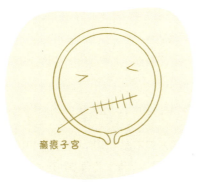

图 37-3　瘢痕子宫

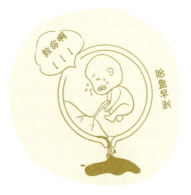

图 37-4　胎盘早剥

- 妊娠巨大儿：妊娠糖尿病孕妇估计胎儿出生体重 > 4.25kg 者。

- 孕妇要求的剖宫产：足月单胎、无医学指征因孕妇要求而实行的剖宫产。①仅是孕妇个人要求不作为剖宫产手术指征，如有其他特殊原因须进行讨论并详细记录。②当孕妇在不了解病情的情况下要求剖宫产，应详细告知剖宫产手术分娩与阴道分娩相比的整体利弊和风险，并记录。③当孕妇因恐惧阴道分娩的疼痛而要求剖宫产手术时，应提供心理咨询，帮助减轻其恐惧；产程过程中应用分娩镇痛方法以减轻孕妇的分娩疼痛，并缩短产程。④临床医师有权拒绝没有明确指征的剖宫产分娩的要求，但孕妇的要求应该得到尊重，并提供次选的建议。

- 产道畸形：如高位阴道完全性横膈、人工阴道成形术后等。

- 外阴疾病：如阴道或外阴发生严重静脉曲张者。

- 生殖道严重的感染性疾病：如严重的淋病、尖锐湿疣等。

- 妊娠合并肿瘤：如妊娠合并子宫颈癌、巨大的子宫颈肌瘤、子宫下段肌瘤等。

温馨提示

虽然顺产是最自然、最好的分娩方式，但对经评估后发现不适合阴道分娩的孕妈妈而言，剖宫产手术作为一种应急的分娩方式，是解决难产、保障母儿安全的有力补充。

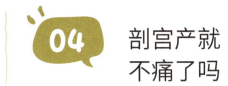

04 剖宫产就不痛了吗

那么，剖宫产就真的不痛了吗？

在麻醉医生的帮助下，孕妈妈在进行剖宫产术的手术过程中，一般是感觉不到疼痛的，有些孕妈妈可以感受到皮肤、肌肉等被牵拉的感觉。但是，麻醉效果减退后呢？手术后呢？有几种痛，可能还是避免不了（图 37-5）。

按压宫底痛 | 剖宫产结束后，新手妈妈需要进行持续 2 小时的术后监测，包括生命体征、子宫收缩及阴道出血等情况。随着术中麻醉效果的减退，痛觉感知逐渐恢复，腹部切口也痛起来了。按压宫底的感觉真的是"酸爽"啊……

术后腹部胀痛 | 剖宫产术后腹胀是临床常见症状，术后因麻醉易出现肠蠕动减弱，气体积聚在肠腔不能排出导致腹胀，会造成新手妈妈极度不适甚至疼痛，而且影响进食、休息、切口愈合及机体恢复，甚至可导致肠粘连、肠梗阻等。腹胀的疼痛也会让妈妈们"神伤"。

术后腹部牵拉痛 | 剖宫产术后的下床活动可是头等大事，早期下床活动可有效预防或治疗腹胀，改善全身血液循环，避免下肢静脉血栓。但由于腹部切口创伤、麻醉效果逐渐减弱，术后变换体位、下床行走均会造成腹部伤口牵拉，引起疼痛。

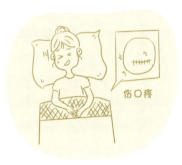

图 37-5 剖宫产也很痛

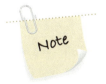

温馨提示 孕妈妈们，剖宫产手术因其手术伤口造成的疼痛程度绝不亚于其他类型的腹部手术，所以剖宫产没那么"香"，一定要科学看待这一分娩方式。

有些孕妈妈害怕生宝宝的时候出现的"阵发性宫缩痛"过于痛苦，所以选择了剖宫产；有些孕妈妈因为不能够经阴道分娩，不得不选择剖宫产。虽然剖宫产可以让孕妈妈不用经历待产过程中伴随宫口扩张的宫缩疼痛，但剖宫产真的是一种让孕妈妈高枕无忧的分娩方式吗？事实并非如此，下面我们来——罗列剖宫产会给女性带来的影响（图37-6）。

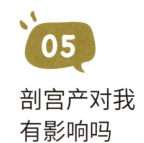

05

剖宫产对我有影响吗

术后出血 | 剖宫产手术作为一种非自然的分娩方式，本身便是对母体的一种创伤，手术引起的出血量通常比阴道分娩更多。与自然阴道分娩相比，剖宫产的妈妈发生产后出血的概率较高。

切口愈合障碍 | 剖宫产术后切口的愈合受组织代谢、缝合手法、缝合材料等因素的影响。产后妈妈若出现免疫力低下、高热、自身免疫反应等情况，易引起术后切口持续不适、感染、裂开、脂肪液化、皮下血肿、切口延期不愈等一系列损害和影响。

尿路感染 | 在剖宫产手术时，为了避免充盈的膀胱影响手术视野并防止其在术中被误伤，术前需要留置导尿管，保持膀胱空虚，而留置导尿管可能导致泌尿系统感染，甚至对膀胱造成损伤，增加妈妈的痛苦。

术后并发症 | 常见的剖宫产近期并发症有术后血栓栓塞、产后出血、感染等。远期并发症有盆腔粘连、子宫内膜异位症、子宫憩室等。对于剖宫产后再次妊娠的女性，其前置胎盘、胎盘粘连、胎盘植入及瘢痕妊娠风险也会增加，同时也会增加二次剖宫产的风险。

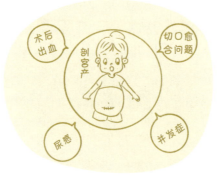

图 37-6　剖宫产对产妇的影响

剖宫产对女性身体的损害远远大于自然分娩，并会延迟产后泌乳的启动，出现喂养困难的问题。因此，亲爱的孕妈妈，一定要相信自然的力量和自身的潜力，坚定自然分娩成功的信心，当你走过这段历程之后，你会为自己的坚强和勇敢感到自豪！

剖宫产作为一种应急的分娩方式，在处理难产、妊娠合并症和并发症、降低产妇、婴儿死亡率和不良出生结局的发病率中起到了重要作用。那么为什么专家们要制定那么严格的剖宫产手术指征呢？究其原因，剖宫产除了会给妈妈的身体造成影响，对宝宝也会有很多不利的影响（图 37-7）。

06

剖宫产对宝宝有影响吗

剖宫产儿综合征 │ 是指经剖宫产娩出的新生儿所发生的呼吸系统并发症，如新生儿湿肺、窒息、肺透明膜病等。剖宫产新生儿的胸壁缺乏产道挤压的过程，存留在肺泡、支气管、气管内的液体不能及时排出，致使肺组织含液量较多，气道内的液体潴留增加了气道的阻力，影响了通气和换气，会增加呼吸系统疾病的发生风险。

新生儿损伤 │ 剖宫产造成的新生儿损伤多为皮肤损伤和骨折。皮肤损伤多为切开子宫时胎儿先露部误伤，骨折往往是由胎儿胎位异常娩出困难时的牵拉造成的。

新生儿低血糖 │ 由于产妇术前禁食禁水使母体血糖水平下降，且经剖宫产分娩的新生儿咽下综合征的发生率高，因此与自然阴道分娩相比，剖宫产新生儿更容易发生低血糖。

免疫功能低下 │ 研究发现，剖宫产新生儿体内的免疫球蛋白 IgM 和 IgG 水平低于阴道分娩的新生儿，应对感染的免疫能力会比阴道分娩新生儿低，发生感染性疾病的风险更高。

新生儿黄疸发生率增高 │ 经剖宫产分娩的新生儿由于肠道正常菌群建立延迟，胎粪内未结合胆红素排出减少，回吸收增加，使剖宫产的新生儿黄疸发生率高。

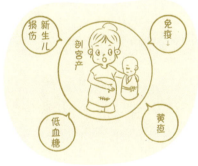

图 37-7　剖宫产对宝宝的影响

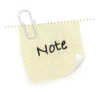

温馨提示　剖宫产是解决难产和抢救母婴生命的有效措施，但剖宫产手术并不是完美的。孕妈妈要了解剖宫产的弊端，进行理性思考，选择最适合产妇自身和宝宝的分娩方式。

07 剖宫产后需要注意什么

兴奋的宝爸 | "噢耶，老婆给我生了个大胖小子 / 可爱"千金"！老婆，你辛苦啦！"

护士 | "这位爸爸，你爱人刚刚手术结束，有一些术后注意事项我要和你讲一下……"

那么，剖宫产后需要注意哪些事项呢（图37-8）？

体位 | 剖宫产手术的麻醉方式多为椎管内麻醉（腰硬联合麻醉或连续性硬脊膜外阻滞麻醉），宝妈术后回到病房时可不必强求去枕平卧，但有特殊情况时要听医生的，按医嘱执行。

活动 | 术后早期活动有助于促进早期康复。宝爸要鼓励宝妈在床上活动，麻醉消退后，进行踝泵运动、抬臀运动、双腿交替屈伸等。根据宝妈具体情况开始下床活动，初次下床活动必须有陪伴者在旁，以免发生跌倒。

卫生 | 产褥早期皮肤的排泄功能旺盛，宝妈常在饭后、活动后、睡觉时或醒后大量出汗，这是宝妈自身调节的生理现象，产后 1～3 天较为明显，1 周后可自行好转。这个特殊时期，宝爸要协助宝妈做好个人卫生。

饮食 | 术后 2 小时开始少量多次进食流质，术后 6 小时进食半流质，如粥、烂糊面、藕粉等，少量多次，避免胀气食物，肛门排气后逐步恢复到正常饮食。

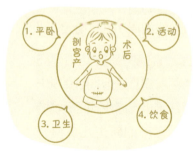

图 37-8　剖宫产后需要注意什么？

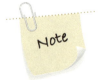

温馨提示 | 要是细数剖宫产术后的注意事项，可不是三言两语就可以说完的，但其中最重要的一点，就是家人，尤其是宝爸的理解、关爱、支持、照顾和陪伴。"要让宝妈心里甜"这是剖宫产术后最需要注意的！

第三十八周

生孩子的时候
要注意什么呢

现在胎儿的体重大约有
3.1kg了（图38-1）。

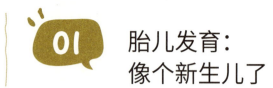

01 胎儿发育：
像个新生儿了

这周胎儿身上覆盖着的细小绒毛和大部分白色的胎脂会逐渐脱落，这些分泌物会随着羊水被宝宝一起吞进肚子里，贮存在他（她）的肠道中，形成了一种墨绿色黏性物质，在胎儿出生后排出体外，这就是胎便（图38-2）。他（她）的皮肤皱纹也在消失，已经是个发育成熟的漂亮宝宝了。

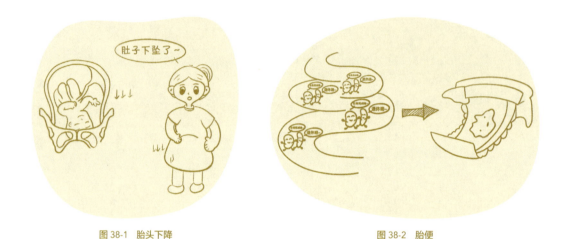

图 38-1　胎头下降　　　　　　　　　　　图 38-2　胎便

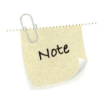

这个阶段，孕妈妈要注意休息，但也要有适当的活动量，同时密切关注身体变化，做好一旦出现临产先兆，可以随时拎包入院的准备。

当孕妈妈出现规律的伴有疼痛的子宫收缩，第一产程就拉开了序幕。刚开始子宫收缩较弱且持续时间较短（约30s），间歇期较长（5～6min）。第一产程可分为两个阶段：潜伏期和活跃期。在潜伏期，宫颈慢慢变薄展平，宫口逐渐扩张至4～6cm，这个过程往往较为漫长，会占到总产程的2/3之多。初产妇一般不超过20小时，但也会有持续数日的情况；经产妇则要短得多。因此，初产的妈妈可以继续在家中等待，经产妇则要在确定临产后尽快到达医院（图38-3）。

02

第一产程：什么情况下可以去医院待产呢

随着产程进展，当你感知到强度增加且持续时间渐长的宫缩，每5～6min出现一阵30～40s的宫缩时，就要收拾收拾准备拎包入院了。之后宫颈口会以更快的速度扩张，直至完全扩张到10cm，第一产程结束（图38-4）。

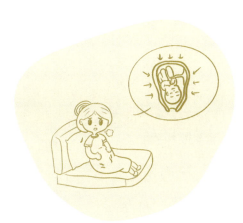

图 38-3　在家里等待宫缩

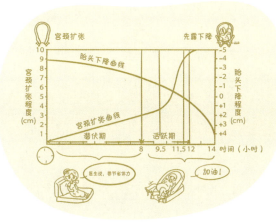

图 38-4　产程图

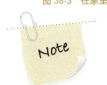

Note

温馨提示

经产妇若出现见红并伴有20分钟左右1次的下腹阵痛时，就可以考虑住院待产了。双胎的孕妈妈要在早些时候和主治医生确认分娩方式，如果选择顺产，足月后即可入院待产。

出现破水或大量阴道血性分泌物，应即刻入院检查。

孕妈妈是不是觉得产房很神秘，甚至对进入其中待产有些抵触和害怕呢？其实，产房里忙碌的助产士和医生们能干又可爱（图38-5）。当你进入产房后，助产士会及时评估产程进展，实时进行胎心监护。

03

第二产程：陌生的待产室，我该怎么办

如果孕妈妈已经顺利进入第二产程，即我们常说的宫口开全了，你会感受到更加频繁的子宫收缩。当胎头下降后，还会有强烈的排便感，并出现自发的呻吟声，以及不自主地向下用力的动作，很多产妇此时会因为强烈的疼痛而不受控制，不能配合助产士的指令。选择适宜的分娩镇痛措施，会使你在整个产程中的体验更佳，生产时也能更好地配合宫缩节奏和呼吸，有效用力，以助于宝宝顺利下降（图38-6）。

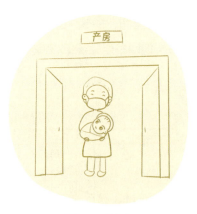

图 38-5　助产士

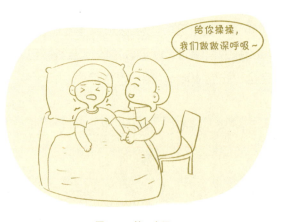

图 38-6　第二产程

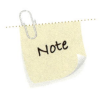

温馨提示

初产妇第二产程一般不超过 3 小时，经产妇第二产程不超过 2 小时。如果使用了椎管内阻滞麻醉即无痛分娩，时间会相应延长。

04

第三产程：我要怎么配合助产士和医生

当妈妈在享受跟宝宝的第一次亲密接触时，还需要完成最后一步，即第三产程：娩出胎盘和胎膜（图38-7）。

助产士会在最后的几次宫缩中指导妈妈，大多数情况下微微用力即可娩出胎盘和胎膜。这个阶段也需要"积极"处理，即注射催产素加速胎盘的娩出，并起到预防产后出血的作用。助产士会检查胎盘、胎膜是否完整，以防止残留的胎盘碎片影响子宫的收缩复旧。

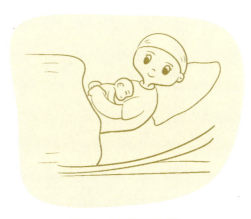

图 38-7　妈妈与宝宝早接触

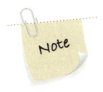

Note

温馨提示　第三产程时长一般控制在 5～15 分钟，不超过 30 分钟。这对初产妇和经产妇都是一样的。之后，助产士会仔细检查产道是否有裂伤，并对伤口进行缝合。

从分娩信号出现开始，孕妈妈的身体、精神都会因分娩前长时间的阵痛而消耗巨大能量。所以，除了正常补充身体所需的营养外，孕妈妈还应该吃一些有助于增加产力的食物，促进产程的顺利进展。

05

要生产了，
我该怎么吃饭

第一产程 | 建议选择清淡、易消化的碳水补充能量，如稀饭、清蛋糕、烂糊面等半流质，每次不必吃太多，可以少量多次进食。

第二产程 | 由于宫缩频繁，强烈的子宫收缩会压迫胃部，容易引起呕吐。可补充一些能迅速消化吸收的高能量流质食物，如轻型运动饮料、果汁等。

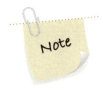

分娩后，产妇当天的饮食应以稀软、清淡、易消化的食物为主（图38-8）。另外，生产过程中会丢失很多水分，因此产后一定要多喝水，再适当喝些运动饮料补充电解质。

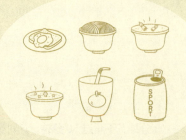

图38-8 产后宜吃好消化的面条和粥

马上要生产了，孕妈妈面对即将到来的分娩过程以及持续加重的宫缩疼痛，会产生焦虑、紧张、害怕等情绪，甚至会在强烈的宫缩疼痛下不受控制地大喊大叫。这时候准爸爸要学会理解并予以鼓励，可以在宫缩间歇期喂孕妈妈吃些东西，或是陪着说说话，分散孕妈妈的注意力。如遇特殊情况自己无法安抚，也可以向助产士或者医生进行求助，以减缓孕妈妈的焦虑情绪（图38-9）。

06

要生产了，我好焦虑，怎么办

在没有破水的情况下，可以适当活动，如散步、坐瑜伽球、做助产操等（图38-10）。

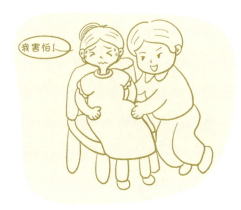

图 38-9　生产前感到焦虑

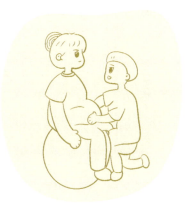

图 38-10　孕妇坐瑜伽球

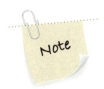

温馨提示

孕妈妈可以选择以下方式调节生产前的焦虑紧张情绪
- 使用拉玛泽呼吸法，利用呼吸去分散注意力，使肌肉适度放松，还可缓解产妇对生产的过度紧张感及疼痛感。
- 准爸爸可以和妻子聊聊开心的事，转移她的注意力。
- 听听舒缓、轻快的音乐。

快要生产了，准爸爸和孕妈妈要做好充足的知识技能储备，比如分娩、母乳喂养、新生儿护理、婴儿沐浴、抚触等知识。角色转换和适应需要过程，这是幸福的开始，也是辛苦的开始。

要生产了，我还要准备什么

另外，孕妈妈至少需要准备好宝宝出生前三个月用到的物品。比如宝宝的衣物、尿布、洗浴用品、婴儿推车、睡篮、婴儿床、汽车安全座椅等（图 38-11）。

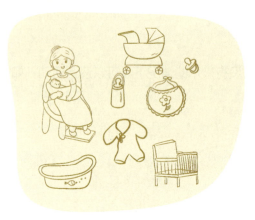

图 38-11　孕妈妈准备的新生儿用品

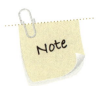
Note

温馨提示

除了以上"硬件"的准备外，"软件"也很重要
- 预先演练前往医院的路线，掌握好所要花费的时间。
- 选择备用路线，以便在堵车时尽快到达医院。
- 安排好家里的大小事宜。
- 准爸爸还要提前安排好工作，以便分娩时能安心照顾孕妈妈和宝宝。

第三十九周

新手妈妈
上路啦

胎儿身上的大部分胎毛已经褪去，皮肤表面的胎脂也脱落得差不多了，只在褶皱处可能还藏有少量胎脂。这些脱落的物质和其他分泌物，让原本清澈透明的羊水变得有些浑浊，呈乳白色。

01

胎儿发育：胎毛褪去，具备很多种反射能力

胎儿成长至今已经具备了很多反射能力，如吸吮反射、觅食反射、拥抱反射、握持反射等，为来到这个世界做好了充分的准备（图39-1）。

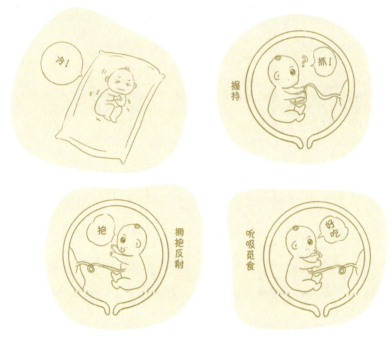

图 39-1　39 周胎儿的反射能力

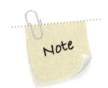

孕妈妈的子宫这时已经充满了骨盆和腹腔的大部分空间，活动更加不便。在这个时候，有的孕妈妈会感到如释重负；有的孕妈妈则会对即将到来的分娩忐忑不安；还有的孕妈妈对这段特殊的时期产生一种莫名的不舍。

刚出生时，宝宝的血液循环还不够强大，手脚无法得到充分的温暖。如果测量宝宝的体温正常，就不必担忧了（图 39-2）。

02

宝宝手脚发冷，有点鼻塞，是不是穿太少，感冒了

宝宝鼻塞可能是鼻子里残留了少量的羊水，或者是鼻黏膜有轻微的水肿，等过几天吸收后，症状就会自然消失（图 39-3）。

新生儿皮下脂肪少，排汗散热能力弱，身体对外界温度变化的调节能力差，所以新生儿的体温极不稳定。有条件的情况下，维持房间温度在 24～26℃，湿度在 50%～60%，是比较理想的。

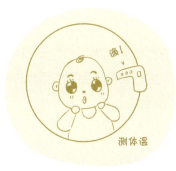

图 39-2　测体温

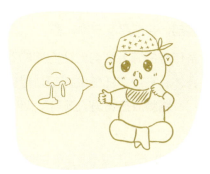

图 39-3　流鼻涕

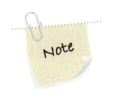

温馨提示

世界上有种冷，叫妈妈／奶奶／外婆觉得你冷。前文提到新生儿血液循环发育尚未完全，导致小手小脚摸起来总是微凉的、千万别以为这是宝宝冷，给他（她）穿上一层又一层的衣服（图 39-4）。

正确判断冷热的方式是手指探入孩子衣物内后颈处，感受孩子的颈部、后背：如温暖干燥、无汗光洁，说明这时孩子的衣物正合适；如潮湿发烫，说明衣物过多；如感觉不暖，甚至有些凉，则说明孩子要加衣了。

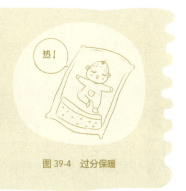

图 39-4　过分保暖

无论是顺产还是剖宫产，都避免不了伤口疼痛。疼痛的刺激不利于乳汁分泌，因此选择合适的喂养姿势也是一门学问。

03 产后疼痛，怎么进行母乳喂养

侧卧式
（图39-5）
适用于剖宫产后、午夜或者白天休息时哺乳。妈妈侧躺在床上，膝盖微微弯曲，把枕头垫在头下、两腿间和背后，用手支撑住宝宝的头颈部和背部，让宝宝侧身与妈妈相对，母婴腹部相贴，宝宝的小嘴与妈妈乳头处在同一平面。

环抱式
（图39-6）
适用于剖宫产后、妈妈乳房很大、早产和双胞儿。用左手掌握住宝宝的头部，左前臂支撑住宝宝的身体，双腿夹于腋下。用枕头垫高宝宝达乳头水平，让宝宝的头部靠近左侧乳房。

交叉式
（图39-7）
适用于剖宫产后、早产宝宝。用右手掌握住宝宝的头部，右前臂支撑住宝宝的身体，双腿夹于腋下。用枕头垫高宝宝达乳头水平，让宝宝的身体横过妈妈的胸部，头部靠近左侧乳房。

摇篮式
（图39-8）
最传统的哺乳姿势。让宝宝的头枕在妈妈的右侧肘窝内，右前臂支撑住宝宝的身体，右手掌托住腰臀部，母婴腹部相贴，宝宝里侧的胳膊绕到妈妈的背后，另一胳膊放在妈妈的胸前，头部正好贴近右侧乳房。

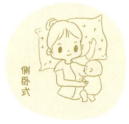

图 39-5 侧卧式

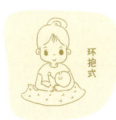

图 39-6 环抱式

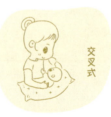

图 39-7 交叉式

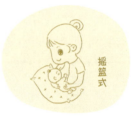

图 39-8 摇篮式

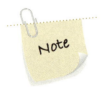

温馨提示 妈妈的姿势要舒服有支撑，宝宝的姿势要舒服且正确，抱着宝宝贴近乳房而不是让乳房靠近宝宝。刚刚剖宫产后的妈妈，可以借助床栏，自己慢慢侧身，用卷起来的毛巾或毛毯盖住腹部，以免被宝宝踢到伤口。

正常的生理性黄疸一般于生后 2～3 天出现，4～5 天达到高峰，10 天左右基本消退，最长不超过 3 周。生理性黄疸导致的皮肤发黄，一般颜色不深，宝宝的食欲依然很好，精神也不错，没有过多的吵闹现象。这是由于新生儿肝功能尚不成熟引起的，一般不需要额外的处理，让宝宝"多吃母乳多拉便"有利于黄疸自行消退（图 39-9）。

04

宝宝皮肤越变越黄，怎么办

如果黄疸出现时间过早，持续 2～3 周仍不减轻，或者消退后又出现，那就要怀疑是不是出现了病理性黄疸。通常，宝宝会伴随以下情况：全身皮肤呈橘黄色、尿色深黄、大便颜色淡或呈白陶土样，严重时还会有神经系统损害表现，如精神萎靡、嗜睡、拒绝吃奶、两眼呆滞等，甚至出现肢体抖动、抽搐、尖叫等症状（图 39-10）。

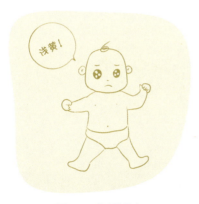

图 39-9　生理性黄疸

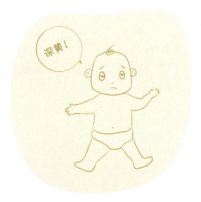

图 39-10　病理性黄疸

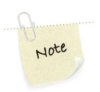

温馨提示

病理性黄疸会损害神经系统，导致智力低下，甚至死亡。因此，父母要仔细观察宝宝的情况，做到早发现、早诊断、早治疗。

世界卫生组织在 2017 年发布了《保护、促进和支持母乳喂养》的指南，其中明确指出：婴儿出生后，应立即放到妈妈怀里进行不少于 30 分钟的皮肤接触并让其吸吮妈妈的乳房，需要抢救时或自身疾病原因除外。

刚出生，没有奶，怎么办

因此，妈妈刚分娩时即使没有乳汁，也要进行哺乳，每次约 20 ～ 30 分钟，两侧乳房交替进行。早吸吮有着许多好处（图 39-11）

- 促进子宫收缩，预防产后出血。
- 促进催乳素分泌，增加乳汁。
- 增加母子感情，促进新生儿智力发育。
- 降低新生儿低血糖的发生。

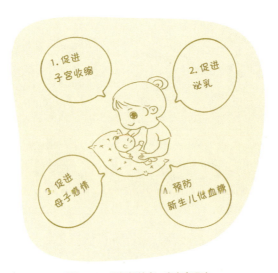

图 39-11　喂奶好处多　宝宝多吸吮

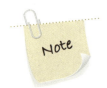

温馨提示

刚出生的宝宝最好采取按需哺乳，当宝宝饿了或者妈妈奶胀的时候，就可以进行哺乳。产后第一周奶水不足时，可少量多次哺乳，不要使用奶瓶，避免宝宝产生乳头错觉，拒绝吸吮母乳。

乳头部位本就敏感，宝宝出生以后又要每天承受长达数小时的吸吮，这让乳头承受很大的压力。它也需要一个适应过程，而这个过程是以疼痛为代价的。

乳头被宝宝咬破了，怎么办

为了预防乳头皲裂，我们有以下几点建议

- 规范衔乳姿势，让宝宝喝奶时尽量含住整个乳头及大部分的乳晕（图39-12）。
- 喂奶结束后不要强行拉出乳头，可以轻轻按一下宝宝的下巴，待宝宝张口时取出乳头。
- 喂奶后可以再挤出少量母乳涂抹乳头，待变干后穿上纯棉的柔软内衣（图39-13）。

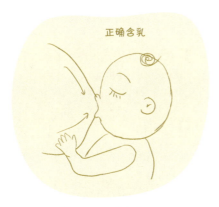

图 39-12　正确含乳姿势

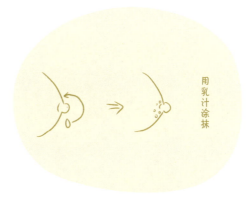

图 39-13　乳汁涂抹乳头

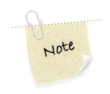

衔乳时宝宝的上下嘴唇都要保持外翻状态。
不要在宝宝大哭时喂奶，这样更容易被咬破乳头。

宝宝的哭声是多种多样的，啼哭是宝宝表达自己以及与人沟通的最有效方法。常见的宝宝啼哭原因

07 宝宝夜哭不止怎么办

生理需求 | 如宝宝饿了、渴了、热了、冷了、尿布湿了，或感觉到环境太吵、光线太亮等。通常哭声较婉转，满足宝宝需求后就能马上停止（图 39-14）。

心理需求 | 有些宝宝比较敏感，对周围环境适应性较差，平时容易受到惊吓，喜欢有人抱。此时需要父母多陪伴，满足宝宝的需求。

疾病性啼哭 | 哭声较尖锐，难以哄住，常有蹬腿动作或烦躁不安。如便秘、肠胀气、肠套叠、关节脱位、骨折、中耳炎、颅内出血等。

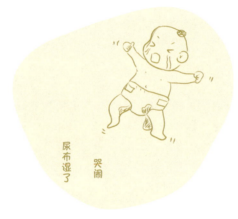

图 39-14 生理需求引发的夜哭

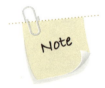

温馨提示

如果宝宝正在出牙期或出现肠胀气、肠绞痛等，都可能频繁夜醒。在宝宝夜间哭闹时，不要每次都急着把乳头塞到他（她）的嘴里，而是要寻找原因。一旦宝宝形成了条件反射（夜醒就是要喝奶），那么漫漫长夜可能会令妈妈更加难熬。

第四十周

如何产后康复

产后1~2周，产妇身体的血容量会增多，此时喝汤容易加重肾脏甚至是心脏的负担。同时，产妇过早喝汤可能会引起乳汁分泌过多，此时婴幼儿胃容量较小，对于乳汁的需求量不大，乳汁不能及时排出，可能会导致乳汁淤积。因此在这一阶段，应该避免过多的汤汤水水，可以选择进食一些流质和半流质的容易消化的清淡食物（图40-1）。

一般建议产妇在生产3~7天后再进行汤品补充。比如鲫鱼汤、乌鸡汤、骨头汤等，以促进乳汁分泌。肉类、蛋类、豆制品含有丰富的蛋白质，可以及时补充。蔬菜、水果这些富含维生素和纤维素的食物也同样被人体所需要，合理搭配才能保证营养均衡。

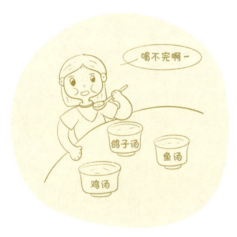

图40-1　不要一味喝汤

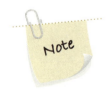

温馨提示　产后哺乳的妈妈在喝汤的同时，也要把肉吃了，肉的营养价值要远高于汤。
产后妈妈如果乳房胀痛得厉害，可以在两次哺乳间期用卷心菜叶或是冷毛巾冷敷乳房，减轻乳房肿胀，要注意避开乳晕及乳头，以免降低喷乳反射。冷敷后可以进行轻柔的乳房按摩。
乳房热敷会使血管充盈，加重乳房肿胀，只可在喂奶前温敷2~3分钟。

答案是可以的。夏天坐月子应避免因为室内温度过高而出现高热等产褥中暑现象。产妇可以适当使用空调，但千万不要贪凉而直接对着风口吹，保持室温在25～28℃即可，室内外温度不宜相差过大，以免造成鼻塞、咽痛、头昏等"空调病"症状（图40-2）。冬天不要紧闭门窗，更不要捂着大厚被子！居室内要保证新鲜空气的流动，冬季可以逐个房间通风换气，同时，产妇也要根据自身情况及时增减衣物。

02

坐月子可以吹空调和洗头、洗澡吗

产褥期出汗较多、恶露不断排出，这些都是滋生病菌的温床，产后如果不注意卫生，很容易引起感染。因此，可以多准备几套纯棉的内衣裤进行更换，平时注意保持会阴部的清洁干燥。洗澡时要注意，浴室环境不要过于闷热潮湿，沐浴后及时擦干，避免感冒，小心滑倒。坐月子是完全可以洗澡、洗头的（图40-3）。

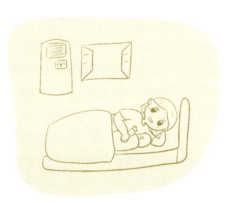

图 40-2　保持合适的室内温度

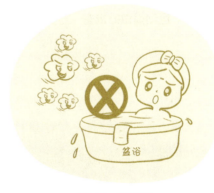

图 40-3　产后洗澡

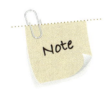

夏季，产后紧闭门窗、包头、盖厚被子，这些习俗都可能使产妇在高温环境内因无法及时排出体内余热而出现中枢性体温调节功能障碍，发生产褥中暑。预防产褥中暑的办法其实很简单，讲究科学方法，保持室内通风，衣着宽松、透气。

"坐月子坐月子"，可不是真让妈妈们坐着、躺着过完这一个月。产后，妈妈常会因为身材走样而感到焦虑（图40-4）。如果你在整个孕期体重控制得比较好，减起肥来就不会有太大的困难，通常几个月就可以恢复。还可以通过运动，加强腹壁肌肉和盆底支持组织的力量，预防尿失禁、子宫脱垂、腹直肌分离等产后疾病。

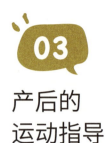

03

产后的
运动指导

因为产妇体质的特殊性，锻炼时要注意以下几方面

运动量不宜过大 | 锻炼时要根据自己的能力量力而行，一旦发现恶露量增多，要立即停止，咨询医生后再决定是否继续（图40-5）。

运动要循序渐进 | 即使身体条件允许，产妇也要从最简单、最舒缓的动作开始，逐渐让身体承受一定强度的运动。

运动时要穿合适的衣服和鞋子 | 衣着要舒适，胸罩要有一定支撑力，保证运动时血液循环通畅（图40-6）。

运动前做好准备 | 运动前1小时要适当进食，不要在疲劳时运动。锻炼前先排尿，并做好热身运动（图40-7）。

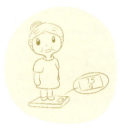
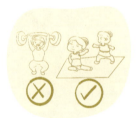
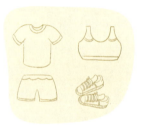
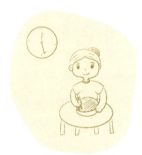

图40-4　体态变形　　图40-5　选择适合的产后修复运动　　图40-6　运动装备　　图40-7　进食

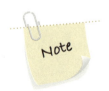

只要产妇身体没有异常情况，产后24小时就应尽早开始下地活动，但运动方法会随产后天数有所变化，还是应该在专业指导下进行。另外，母乳喂养有助于消耗妈妈体内的部分脂肪，又可以满足宝宝的营养需求，可谓一举两得。产后减重切记不要节食，不要急于求成，避免过度运动引起损伤。

生产后，妈妈的血液处在高凝状态，如果产后长期卧床，发生深静脉血栓和肺血栓栓塞症的可能性就会大大增加，甚至有可能出现更严重的并发症（图 40-8）。

04

产后血栓好可怕，该如何预防

因此，产妇在产后得到适当的休息后，医生会建议尽早下床活动。尤其是顺产的产妇，建议产后第二天就在床边适当活动，这样可以尽早调动身体机能，帮助尽快恢复。如果是剖宫产的产妇，可以在床上多做一些简单的下肢运动，既可以预防血栓，又能够帮助产妇后期顺利下床。

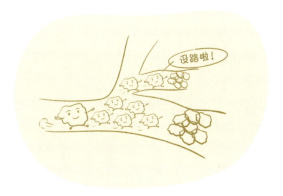

图 40-8 血栓形成

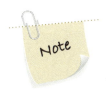

温馨提示 霍曼斯试验又称踝背伸试验，产后妈妈可以时常做做：伸直下肢，将踝关节背屈，若出现小腿深部疼痛，即为霍曼斯试验阳性，要警惕小腿深静脉血栓的形成。

产后复查中有一项很重要的项目，就是对盆底功能进行评估。很多产后女性会出现阴道壁膨出、子宫脱垂、压力性尿失禁，甚至性功能障碍。这些问题的根源都是盆底功能障碍，一旦发现，越早进行干预，康复效果越好（图40-9）。

05

发现漏尿了，
怎么办

凯格尔运动是改善盆底功能障碍的较好方法。如果仅有偶尔漏尿的问题，可以通过凯格尔运动来改善（图40-10）。平躺后，试着收缩阴道和直肠周围的肌肉，并尽可能地把这些肌肉抬升起来，不需要太大的动作或太快的速度，不要向下用力，而要向上抬升，然后放松。简单来说，就是憋尿的感觉。

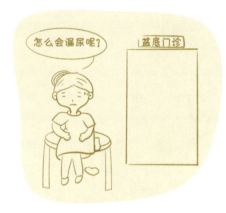

图 40-9　产后检查

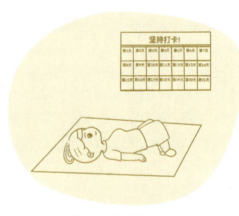

图 40-10　凯格尔运动

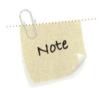

温馨提示　对于大多数产后女性来说，凯格尔运动一般坚持 2 个月左右就能看到盆底肌恢复的明显效果了。如果是比较严重的盆底功能障碍患者，就需要前往正规医院，在医生的帮助下使用阴道哑铃辅助训练或是采用电刺激联合生物治疗，改善肌肉松弛和盆底功能。

很多妈妈在怀孕后或产后都会觉得自己的屁股变大了，这个时候一些打着"骨盆修复"旗号的产品推销就会让妈妈们很是动心，但是心里又总会有些担心和疑惑：骨盆修复靠谱吗？是不是一定要做骨盆修复呢？修复好了，是不是就可以继续美美的了？

06

感觉骨盆变宽了，可以纠正吗

事实上，骨性结构的大小在发育成熟后基本固定，不会随妊娠状态发生改变。骨盆关节均属于微动关节，孕期和分娩时可轻度分离适应胎儿分娩，但其活动分离的范围十分有限。耻骨联合部位是有缝隙的，这个缝隙大约是 4～6mm，两块骨头之间靠韧带相连。怀孕后，在激素的影响下韧带会变得松弛，耻骨联合的缝隙在原有基础上增加 2～3mm，以便宝宝顺利娩出。所以生完宝宝后，妈妈的胯都会变得比之前稍宽（图40-11）。不过这种变化一般在产后 6 个月左右会逐渐恢复，加以适当运动，就会恢复到和产前一样的状态。如果耻骨联合分离超过 10mm，已经到了影响走路的状态并伴有疼痛，就需要专业的治疗干预了。此外，女性产后臀部变宽多数是因为脂肪堆积以及臀部肌肉缺乏锻炼导致臀部下垂，而造成了视觉上的臀部肥大。

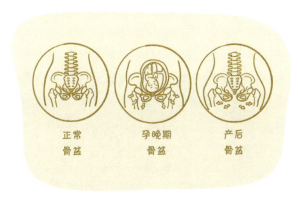

正常骨盆　　孕晚期骨盆　　产后骨盆

图 40-11　骨盆

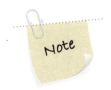

Note

温馨提示

妈妈们"变宽"的骨盆在产后需要经历一个自然恢复的过程，积极进行适宜的体力活动有助于产后康复。

经历了十个月的怀孕历程，孕妈妈终于要跟自己肚子里的宝贝相见了（图40-12）。有些话，想说给宝宝听。

07 280天，要正式成为妈妈了

"宝贝，妈妈开始出现见红和规律宫缩了，妈妈很清楚，这是分娩发动的迹象，意味着我要正式成为妈妈了！转眼间，280个日日夜夜一晃而过，刚刚得知你这个小生命来临时的喜悦和激动还历历在目。这不是马上就要和你正式见面了嘛，妈妈除了激动还有一些小小的紧张呢！但是马上又觉得没有什么好担心的，毕竟你知道，爸爸妈妈、爷爷奶奶、外公外婆都天天盼着你能健健康康、平平安安地来到这个世界上。其实，妈妈特别好奇你每天都在妈妈肚子里做什么，是在呼呼大睡，还是在偷吃手指，或者是用羊水吐泡泡……每当你在妈妈肚子里翻来翻去和妈妈互动的时候，妈妈都特别开心，觉得你在肚子里也能听懂妈妈说的话和讲的故事，也一直在尝试通过'翻来翻去'和妈妈交流。妈妈也已经准备好了给你的礼物，非常期待与你的见面呢！"

"宝贝，妈妈好激动，我们马上就要正式见面啦！等你出生后，妈妈每天都要给你满满的爱，陪你完成成长路上的每一次蜕变，见证你从小到大的快乐时光，也会努力成为你伤心难过时最坚实的依靠。宝贝，妈妈爱你！"

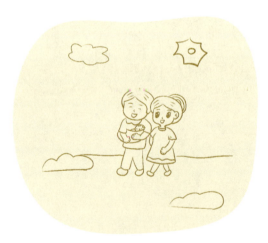

图 40-12　280 天，要正式成为妈妈了

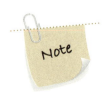

参考文献

[1] 中国临床合理补充叶酸多学科专家共识 [J]. 中国医学前沿杂志 (电子版), 2020, 12(11): 19–37.

[2] 中国孕产妇及婴幼儿补充 DHA 的专家共识 [J]. 中国生育健康杂志 , 2015(2): 4.

[3] 中华医学会妇产科学分会产科学组 . 孕前和孕期保健指南 (2018)[J]. Chinese Journal of Obstetrics and Gynecology, 2018, 53(1): 7–13.

[4] 吴文玉 , 李卓芸 , 郭泽莉 , 等 . 孕期眼部的变化 [J]. 眼科学报 , 2019, 34(3): 201–203.

[5] 危玲 , 陈奕 . 妊娠期及产褥期静脉血栓栓塞症风险评估及预防 [J]. 现代妇产科进展 , 2021, 30(5): 330–334.

[6] 孙路明 , 赵扬玉 , 段涛 . 中华医学会"双胎妊娠临床处理指南 (第一部分): 双胎妊娠孕期监护及处理 (2015)"解读 [J]. 中国实用妇科与产科杂志 , 2016, 32(4): 291–297.

[7] Sagi-Dain L. Obesity in Pregnancy: ACOG Practice Bulletin, Number 230[J]. Obstetrics and Gynecology, 2021, 138(3): 489.

[8] 《妊娠和产后甲状腺疾病诊治指南》(第 2 版) 编撰委员会 , 中华医学会内分泌学分会 , 中华医学会围产医学分会 . 妊娠和产后甲状腺疾病诊治指南 (第 2 版)[J]. Chinese Journal of Endocrinology and Metabolism, 2019, 35(8): 636–665.

[9] 古贵刚 , 喻莎 . 孕期口腔卫生状况、口腔感染性疾病与妊娠结局的相关性研究 [J]. 临床口腔医学杂志 , 2020, 36(4): 223–227.

[10] 刘程程 , 丁一 . 妊娠期常见口腔感染性疾病的临床诊疗和管理策略 [J]. 国际口腔医学杂志 , 2021, 48(6): 621–628.

[11] 曹常乐 , 王鑫 , 郭琼 , 等 . 孕期口腔护理研究进展 [J]. 中国护理管理 , 2019, 19(5): 758–760.

[12] 李国威 , 胡开进 , 郑雪妮 , 等 . 特殊时期的女性患者拔牙的风险及防治 [J]. 中国实用口腔科杂志 , 2018, 11(9): 526–529.

[13] 中华医学会妇产科学分会产科学组 . 妊娠期及产褥期静脉血栓栓塞症预防和诊治专家共识 [J]. Chinese Journal of Obstetrics and Gynecology, 2021, 56(4): 236-243.

[14] 中国妇幼保健协会妊娠合并糖尿病专业委员会 , 中华医学会妇产科学分会产科学组 . 妊娠期运动专家共识 (草案) [J]. Chinese Journal of Perinatal Medicine, 2021, 24(9): 641–645.

[15] 中华医学会放射学分会儿科学组 , 中华医学会儿科学分会放射学组 . 胎儿 MRI 中国专家共识 [J]. Chinese Journal of Radiology, 2020, 54(12): 1153–1161.

[16] Saramago P, Yang H, Llewellyn A, et al. High-throughput non-invasive prenatal testing for fetal rhesus D status in RhD-negative women not known to be sensitised to the RhD antigen: a systematic review and economic evaluation[J]. Health Technology Assessment (Winchester, England), 2018, 22(13): 1–172.

[17] 张聪. 中国营养学会发布《中国居民膳食指南（2022）》[J]. 食品安全导刊, 2022(14): 4.

[18] 缺铁性贫血营养防治专家共识 [J]. 营养学报, 2019, 41(5): 417–426.

[19] 刘兴会, 苏宜香, 汪之顼, 等. 中国孕产妇钙剂补充专家共识 (2021)[J]. 实用妇产科杂志, 2021, 37(5): 345–347.

[20] 王维维, 周昭彬, 张运强, 等. DHA 对孕妇妊娠结局和婴幼儿生长发育的影响 [J]. 中国油脂, 1–10.

[21] 国家卫生健康委员会. 妊娠期妇女体重增长推荐值标准 [EB/OL](2022-07-28)[2023-11-8]. http://www.nhc.gov.cn/wiw/fyik/202208/864ddc16511148819168305d3e576de9.shtml.

[22] 石志宜, 邢丽媛, 卢颖, 等. 妊娠相关腰背痛体验的 Meta 整合 [J]. 中国护理管理, 2023, 23(9): 1349–1354.

[23] 王杰, 刘娜, 孙维嘉, 等. 正念干预促进孕妇身心健康的研究进展 [J]. 护理学杂志, 2018, 33(15): 95–98.

[24] 王小燕. 孕期抑郁与子代出生结局和气质发育的关联研究 [D]. 合肥: 安徽医科大学, 2019.

[25] 中华医学会妇产科学分会妊娠期高血压疾病学组. 妊娠期血压管理中国专家共识（2021）[J]. Chinese Journal of Obstetrics and Gynecology, 2021, 56(11): 737-745.

[26] 王琪, 李平, 张卫社. 妊娠期高血压疾病的管理进展 [J]. 实用妇产科杂志, 2023, 39(10): 756–759.

[27] 黄俊巧, 李映桃, 刘梦玥, 等. 2022 年中国妊娠期高血糖诊治指南与美国糖尿病学会妊娠合并糖尿病诊治指南比较 [J]. 国际妇产科学杂志, 2022, 49(6): 691–699.

[28] 张小甜, 张悦, 邓梁琼, 等. 母亲抑郁情绪对 3 月龄婴儿发育影响的关联性分析 [J]. 中国儿童保健杂志, 2022, 30(9): 947–951.

[29] O'Connor E, Senger C A, Henninger M L, et al. Interventions to Prevent Perinatal Depression: Evidence Report and Systematic Review for the US Preventive Services Task Force[J]. JAMA, 2019, 321(6): 588–601.

[30] 赵振普, 钱莉, 雷兆文. 拉玛泽呼吸法联合经皮低频电刺激在分娩镇痛中的效果及对母婴安全的影响 [J]. 护理研究, 2018, 32(23): 3801–3804.